Александр Кузьмин

Дорожно-транспортный травматизм - национальная проблема России

Александр Кузьмин

Дорожно-транспортный травматизм - национальная проблема России

LAP LAMBERT Academic Publishing

Impressum / **Выходные данные**
Bibliografische Information der Deutschen Nationalbibliothek: Die Deutsche Nationalbibliothek verzeichnet diese Publikation in der Deutschen Nationalbibliografie; detaillierte bibliografische Daten sind im Internet über http://dnb.d-nb.de abrufbar.

Библиографическая информация, изданная Немецкой Национальной Библиотекой. Немецкая Национальная Библиотека включает данную публикацию в Немецкий Книжный Каталог; с подробными библиографическими данными можно ознакомиться в Интернете по адресу http://dnb.d-nb.de.

Coverbild / Изображение на обложке предоставлено: www.ingimage.com

Verlag / Издатель:
LAP LAMBERT Academic Publishing
ist ein Imprint der / является торговой маркой
OmniScriptum GmbH & Co. KG
Heinrich-Böcking-Str. 6-8, 66121 Saarbrücken, Deutschland / Германия
Email / электронная почта: info@lap-publishing.com

Herstellung: siehe letzte Seite /
Напечатано: см. последнюю страницу
ISBN: 978-3-659-21614-5

ОГЛАВЛЕНИЕ

ВВЕДЕНИЕ

Актуальность исследования.

В настоящее время одной из важнейших медицинских и социальных проблем в мире является постоянный рост дорожно-транспортного травматизма, который в 70% случаев является причиной сочетанных травм у пострадавших (Багненко С.Ф. и соавт., 2009).

Смертность от травм среди населения в возрасте до 40 лет прочно занимает первое место, опережая такие распространенные заболевания, как сердечно-сосудистые, онкологические и инфекционные вместе взятые (Стажадзе Л.Л. и соавт., 2008). Следует отметить, что особое место среди всех травм в РФ занимает транспортная травма, уровень которой ощутимо возрос за последние десять лет, а темп прироста составил +8,7%.

В России в течение года на дорогах страны погибают до 36 000 человек. По статистике в России наибольшее количество ДТП, сопровождаемое травматизмом с повышенным коэффициентом тяжести, происходит на городских дорогах (60% погибших — наезды на пешеходов в больших городах).

Одной из основных причин высокой смертности пострадавших в результате ДТП во многом является не только неэффективная, но и неквалифицированная организация работы по оказанию скорой медицинской помощи этим лицам (Пивень Д.В., Горбачева С.М.,2009). Общая смертность указанных лиц в 12 раз выше, чем при получении травм в результате других несчастных случаев, инвалидами они становятся в 6 раз чаще, а нуждаются в госпитализации в 7 раз чаще (Авербах Л.Г., 2009).

Так, по данным Министерства здравоохранения и социального развития РФ доля лиц, погибших до прибытия в ЛПУ, составляет 55% от общего количества лиц, погибших вследствие ДТП.

Травмы при дорожно-транспортных происшествиях составляют 35,4 % от всех видов травм, среди смертельных случаев при травматизме роль ДТП возрастает до 60 % (Кипарисов В.Б., 2006).

Изучение особенностей современного дорожно-транспортного травматизма показывает, что происходит увеличение количества дорожно-транспортных происшествий, в которых пострадавшие получают травмы, характеризующиеся особой тяжестью повреждений в силу преобладания множественных (до 20%) и сочетанных (более 60%) травм (Михайлов Ю.М. и соавт, 2007).

Россия по частоте смертности и инвалидизации в трудоспособном возрасте от ДТТ прочно удерживает лидирующее положение в мире (И.А.Нуштаев, 2000). Помимо ущерба, наносимого здоровью и жизни людей, дорожный травматизм приводит к значительным экономическим потерям, вызванным временной и постоянной утратой трудоспособности, затратами на медицинскую помощь и реабилитационные мероприятия (Елфимов П.В., 2000).

Лица трудоспособного возраста составляют среди погибших в результате ДТП: в городах – 67,9%, на трассах – 78,0%. Следовательно, снижение уровня дорожно-транспортного травматизма, смягчение медико-социальных последствий ДТП являются одним из ключевых аспектов процесса поступательного развития страны, повышения ее конкурентоспособности на мировом рынке.

Данное обстоятельство обусловило принятие Правительством Российской Федерации в феврале 2006 года федеральной целевой программы «Повышение безопасности дорожного движения в 2006-2012 гг.», главными задачами которой является сокращение в 1,5 раза количества лиц, погибших в результате ДТП, сокращение времени прибытия соответствующих служб на место ДТП, а также повышение эффективности их деятельности по оказанию помощи лицам, пострадавшим в результате ДТП (Авербах Л.Г., 2009).

В последние годы наметилась отчетливая тенденция к снижению числа дорожно-транспортных происшествий, однако, несмотря на реализацию федеральной целевой программы, эти показатели все еще остаются высокими, а количество пострадавших при ДТП прямо пропорционально зависит от частоты аварий на дорогах (Багненко С.Ф., 2006,2009, Гончаров С.Ф. и соавт.,

2006,2008, Авербах Л.Г., 2009, Артамошина М.П.,2007, 2008,2009, Борисенко Л.В. и соавт., 2008, Власенко В.Ф., 2008, , Горяинов М.И., 2009, Дежурный Л.И. и соавт., 2006,2009, Камаев И.А., 2009, Лысенко Г.Я. и соавт., 2010, Суворов С.И. и соавт. 2006,2008, Пивень Д.В., 2009, Шапот Ю.Б., 2010, Иванова А.А. и соавт., 2012).

В настоящее время, в рамках расширения национального проекта «Здоровье», реализуются сбалансированные мероприятия по совершенствованию организации медицинской помощи пострадавшим в результате ДТП. В основу данных мероприятий закладываются научно обоснованные принципы организации стационарной медицинской помощи пострадавшим, явившиеся целью нашего исследования. Методологически работа строилась на использовании комплекса социально-гигиенических, статистических эпидемиологических, аналитических и социологических подходов.

В последние годы хорошо зарекомендовало себя наличие оперативной связи между «штурмовыми» бригадами скорой помощи и ЛПУ, расположенными недалеко от основных автодорожных магистралей. Передача упреждающей информации позволила существенно сократить время подготовительных мероприятий по приему пострадавших в стационарах и значительно улучшить преемственность в работе догоспитального и госпитального звена.

Поскольку организация лечения пострадавших при ДТП во многом определяет его успех, наиболее значимым является создание травмоцентров, расположенных на базах многопрофильных больниц в субъектах Российской Федерации.

Глава 1

Анализ эпидемиологии дорожного травматизма в Вологодской области за период с 2004г. по 2010г. с целью выбора адекватного алгоритма оказания медицинской помощи пострадавшим в ДТП на госпитальном этапе

1.1. Анализ динамики дорожно-транспортных происшествий в городах и районах Вологодской области за период с 2004г. по 2010г.

Основной целью федеральной целевой программы «Повышение безопасности дорожного движения в 2006-2012 гг.», является снижение смертности вследствие ДТП в 1,5 раза.

В настоящее время систему оказания стационарной медицинской помощи пострадавшим в результате ДТП нельзя назвать сбалансированной, поэтому во многих субъектах РФ, и в том числе в Вологодской области реализуются необходимые мероприятия по совершенствованию организации медицинской помощи пострадавшим в результате ДТП. В основу данных мероприятий закладываются научно обоснованные принципы организации стационарной медицинской помощи пострадавшим.

В целях выбора адекватного алгоритма оказания медицинской помощи пострадавшим в результате ДТП, нами была проанализирована динамика количества дорожно-транспортных происшествий за пятилетний период на территории Вологодской области, через которую проходит федеральная трасса М-8.

На рис. 1.1. представлена динамика количества ДТП в Вологодской области за период с 2004г. по 2010г.

Из представленного рисунка следует, что количество ДТП за период с 2004г. по 2007г изменялось мало (2858 в 2004г. и 2722 в 2007г.), однако отмечено незначительное снижение данного показателя в 2008г. (2077), а затем его возрастание до 2447 в 2010г., до 2849 в 2011г. и до 2989 в 2012г.

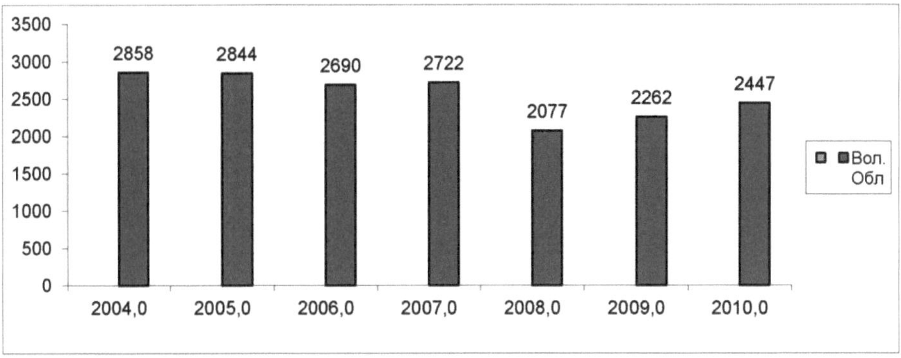

Рис.1.1. Динамика количества ДТП в Вологодской области за период с 2004г. по 2010г.

На рис.1.2. представлена динамика количества пострадавших в ДТП в Вологодской области за период с 2004г. по 2010г.

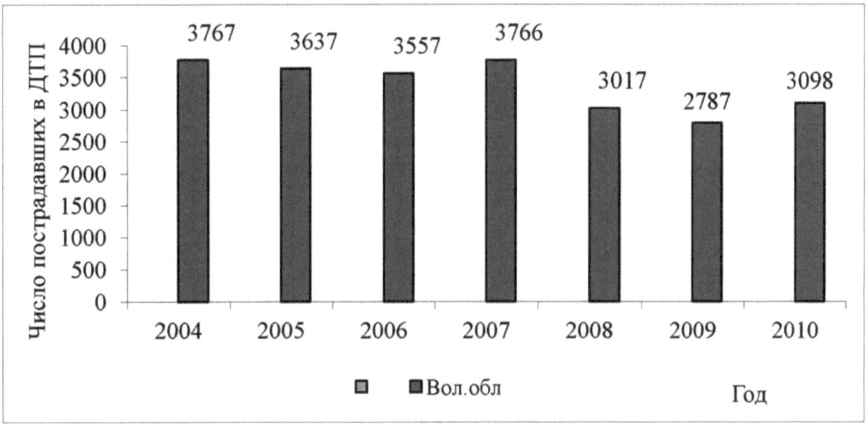

Рис.1.2. Динамика количества пострадавших в ДТП в Вологодской области за период с 2004г. по 2010г.

Из рисунка следует, что количество пострадавших в ДТП за весь период наблюдения оставалось практически на одном уровне, тем не менее, в 2009г. этот показатель незначительно снизился (2787) по сравнению с 2004г. (3767), а в 2010г. вырос до 3098. В 2011г. показатель вырос до 3667, а к 2012г. – до 3840.

По нашим данным, полученным в соавторстве с Кузнецовым Д.Ю. и Носовым А.В. (2012) значимый скачок показателей числа пострадавших и погибших в результате ДТП в 2011г. обусловлен значительным сокращением штатов инспекторов дорожно-патрульной службы на 30% в период с 2009г. по 2011г.

На рис. 1.3. представлена динамика количества ДТП в основных промышленных центрах Вологодской области за период с 2004г. по 2008г.

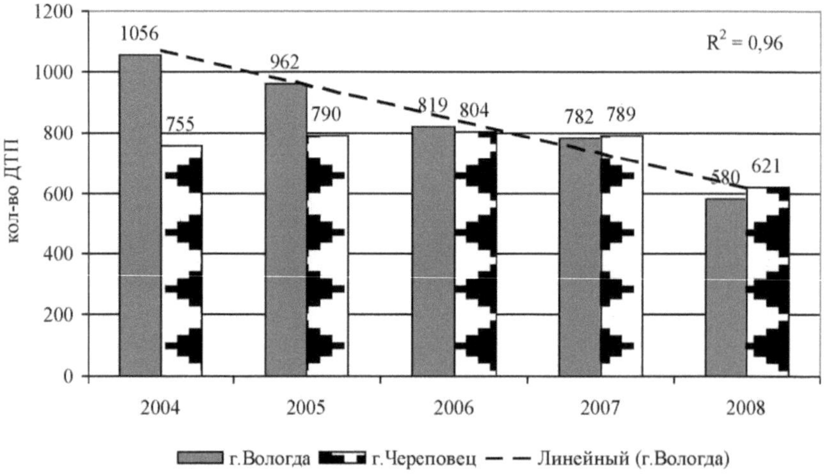

Рис.1.3. Динамика количества ДТП за период с 2004г. по 2008г. в основных промышленных центрах Вологодской области (абс.ч.)

Из представленной иллюстрации следует, что количество ДТП, зарегистрированное в г. Вологде за исследуемый период времени снизилось с 1056 случ./ год в 2004г. до 580 случ./ год в 2008г. (т.е. в 1,8 раза), а затем снова возросло до 984 случ. в 2010г., до 1037 – в 2011г., и несколько снизилось до 944 в 2012г. В среднем за пятилетний период в г. Вологде количество ДТП составило 840±182 случаев в год.

По нашим данным, полученным в соавторстве с Вишняковым Н.И, Мартыновой Н.А. (2011г.) полиномиальная линия тренда с высокой степенью аппроксимации (R =0,9) доказывает, что ситуация со снижением ДТП сохранится в течение ближайших 3-5 лет.

Среднее количество ДТП, регистрируемых в г.Череповце составило 752±75сл./год. Отмечено снижение динамики количества ДТП с 755 случаев в 2004г. до 621 в 2008г. (т.е. в 1,2 раза); причем снижение показателя отмечалось, только начиная с 2007г. Затем данный показатель несколько вырос до 631 в 2009г., снизился до 484 в 2010г., и снова вырос до 678 в 2011г. и 779 в 2012г.

Линия тренда с высокой степенью аппроксимации свидетельствует о дальнейшем предполагаемом снижении количества ДТП в г.Череповец.

На рис.1.4. показано распределение удельного веса ДТП по муниципальным образованиям Вологодской области.

Из представленной иллюстрации следует, что подавляющая доля ДТП произошла за исследуемый период времени в г.Вологда (31,8±3,0%), на втором месте оказался г.Череповец (28,5±2,8% ДТП), затем – Сокольский район области (6,3±1,5%), и Велико-Устюгский район (5,7±1,2%).

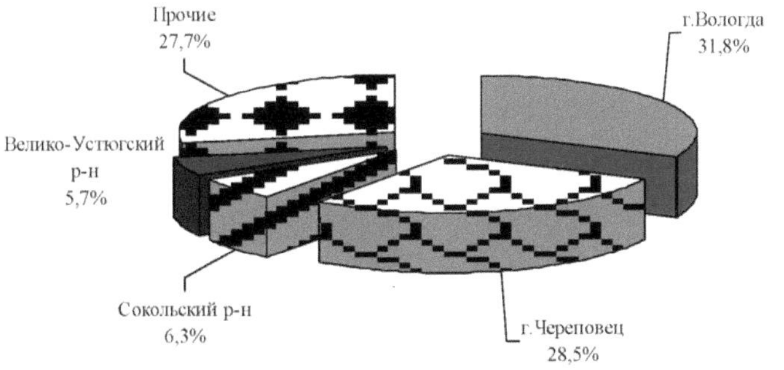

Рис.1.4. Распределение ДТП по районам Вологодской области за период с 2004г. по 2012г.

Удельный вес ДТП оказался наибольшим в крупных городах Вологодской области: в г. Вологде (32,0%), и в г.Череповце (26,6%), на долю остальных районов области пришлось 30,3%. Среди районов области ведущие позиции занимали Сокольский район (6,3% ДТП) и Велико-Устюгский район (5,7% ДТП).

На рис. 1.5. представлена динамика среднегодового количества ДТП в Вологодской области по месяцам.

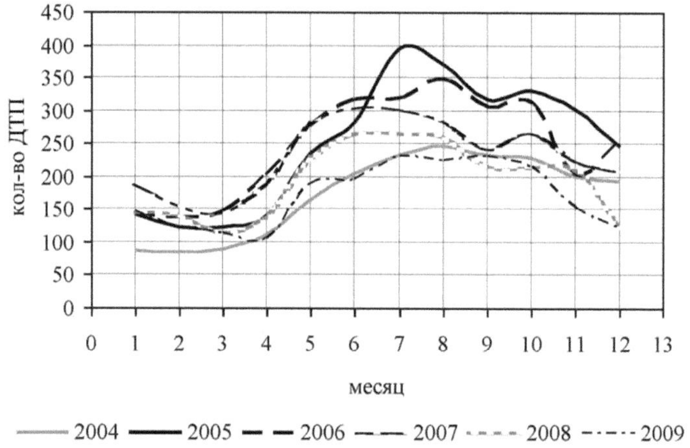

Рис.1.5. Динамика среднегодового и среднемесячного количества ДТП в Вологодской области за период с 2004-2009 гг.

Из представленной иллюстрации следует, что в среднем наибольшее количество ДТП за исследуемый период времени регистрировалось с июня по октябрь каждого года, причем в июле 2005г. был отмечен пик количества ДТП (400 случаев). Кроме того, обращает на себя внимание незначительное колебание количества ДТП с января по апрель, а также с октября по декабрь исследуемого промежутка времени.

На рис. 1.6. представлена информация о сезонном количестве ДТП, имевших место в Вологодской области за период с 2004г. по 2010г.

Полученные нами данные в соавторстве с Зуевым С.Г., Барачевским Ю.Е., Вишняковым Н.И, Мартыновой Н.А. (2011г.) свидетельствуют о четкой сезонной взаимосвязи между количеством ДТП и временем года. Динамика среднемесячного количества ДТП по сезонам за исследуемый период времени свидетельствует, что пик ДТП приходится на июль-август (290±28 и 289±26 случаев соответственно).

Очевидно, такая ситуация связана с возрастающей активностью автомобилистов в отпускной летний период.

Следует отметить, что наибольшее число ДТП (250±28), а также раненых в них (314±37) было зарегистрировано в 2005г, после чего наметилась устойчивая тенденция к снижению данного показателя.

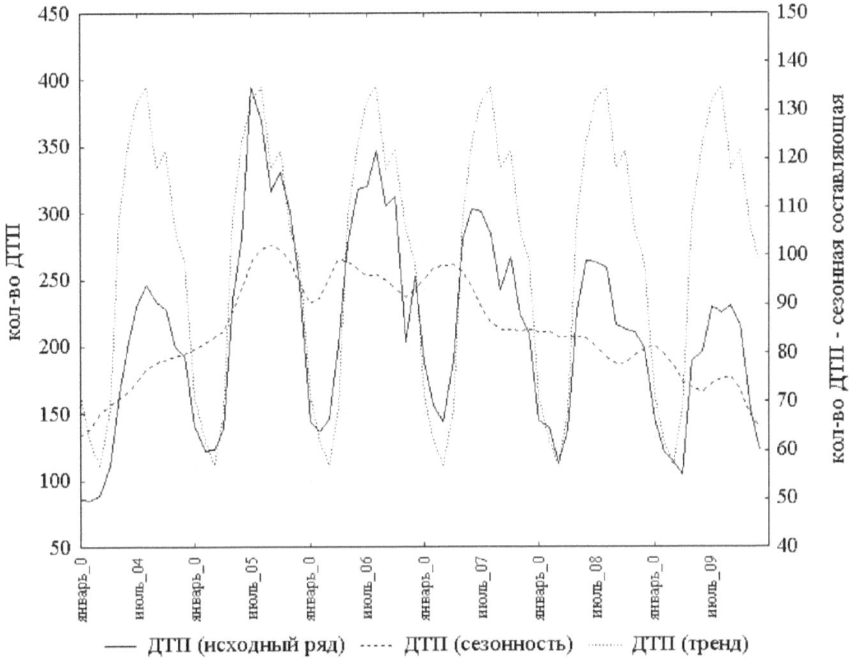

Рис.1.6. Временная развертка ряда, содержащего сведения о сезонном количестве ДТП в Вологодской области за период с 2004-2010 гг.

Сезонность показателя означает, что ежегодно (июль месяц) повторяемость данного факта ДТП будет сопровождаться 95% вероятностью наступления данного события. Тренд-составляющая подтверждает, что в исследуемом временном ряду присутствует ярко выраженная тенденция, повышения данного показателя.

Исключение циклической и трендовой составляющей позволило нам проанализировать график остатков случайной составляющей, анализ которого свидетельствует о его нормальном распределении. Другими словами, с 95% вероятностью можно говорить о том, что максимальный пик количества ДТП будет приходиться ежегодно на июль месяц, минимальный на январь.

В табл. 1.1. представлена информация о количестве ДТП, имевших место на дорогах Вологодской области за исследуемый период времени по месяцам, а также значениях индекса сезонности.

Таблица 1.1.

Среднемесячное количество ДТП в Вологодской области за период с 2004г. по 2010г. (абс.ч.)

Месяц	M±m	Индекс сезонности
январь	142±15	0,67
февраль	127±11	0,60
март	122±10	0,58
апрель	147±18	0,69
май	229±21	1,08
июнь	261±23	1,23
июль	290±28	1,37
август	289±26	1,36
сентябрь	257±19	1,21
октябрь	261±23	1,23
ноябрь	216±22	1,02
декабрь	204±21	0,96

Индекс сезонности представляет собой отношение количества ДТП за конкретный месяц к среднему значению показателя за период в целом (во сколько раз месячное значение превышает среднее за год).

Обращает на себя внимание, что наибольшее количество ДТП за анализируемый период времени произошло в летние месяцы; так наибольшее и практически идентичное количество происшествий зарегистрировано в июле (290±28) и августе (289±26) при среднемесячном значении показателя равном 212±19 происшествий, а индексе сезонности равном 1,37 и 1,36 соответственно.

Следует отметить, что наименьшее число ДТП фиксировалось в марте (122±10) и феврале (127±11) – индекс сезонности – 0,58 и 0,60 соответственно.

1.2. Анализ исходов дорожно-транспортных происшествий в городах и районах Вологодской области за период с 2004г. по 2010г.

В табл. 1.2. представлено среднемесячное количество раненых в ДТП, которые произошли на дорогах Вологодской области за период с 2004г. по 2010г.

Таблица 1.2

Среднемесячное количество раненых в ДТП за период с 2004г. по 2010г. (абс.ч.)

Месяц	M±m	Индекс сезонности
январь	180±22	0,68
февраль	160±14	0,61
март	146±10	0,55
апрель	177±24	0,67
май	290±27	1,10
июнь	326±32	1,23
июль	385±39	1,46
август	370±37	1,40

сентябрь	316±23	1,20
октябрь	310±35	1,17
ноябрь	264±29	1,0
декабрь	248±25	0,94

Как следует из представленной таблицы, максимальное количество пострадавших в ДТП за анализируемый период времени также приходится на летние месяцы; так наибольшее количество раненых зарегистрировано в июле (385±39) и августе (370±37) при среднемесячном значении показателя равном 264±25 человек, а индексе сезонности 1,46 и 1,40 соответственно.

Следует отметить, что наименьшее число пострадавших фиксировалось в марте (146±10) и феврале (160±14) – индекс сезонности – 0,55 и 0,61 соответственно.

На рис.1.7. представлены сведения о сезонном среднемесячном количестве пострадавших в ДТП за исследуемый период времени. Разные шкалы были использованы потому, что левая шкала предназначена для отображения значений исходного временного ряда, содержащего значения о количестве раненых в ДТП, правая шкала предназначена для наглядного отображения сезонной составляющей.

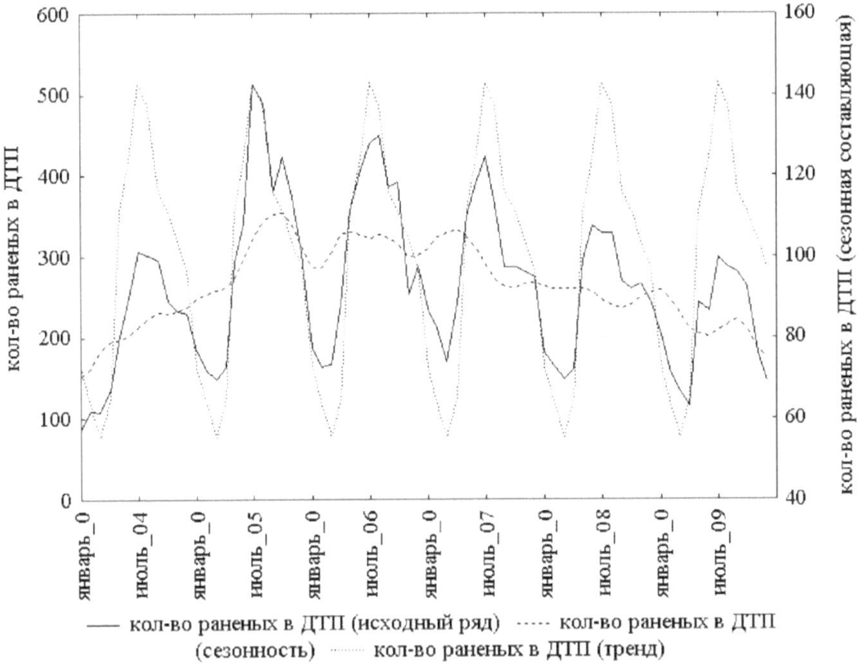

Рис. 1.7. Временная развертка ряда, содержащего сведения о сезонном количестве раненых в ДТП в Вологодской области за период с 2004-2010 гг.

Необходимо отметить, что наибольшее число ДТП было зарегистрировано в Вологодской области в 2005г. (250±28), одновременно было зарегистрировано и максимальное число раненых (314±37), после чего наметилась устойчивая тенденция к ежегодному снижению данного показателя.

В 2009г. среднее число ДТП по Вологодской области составило 171±14, а количество пострадавших - 211±18. Средний темп убыли количества ДТП, а также раненых в них людей составил за исследуемый период времени – 5,0%.

На рис.1.8. представлена динамика сезонного количества раненых в ДТП по месяцам за исследуемый период времени.

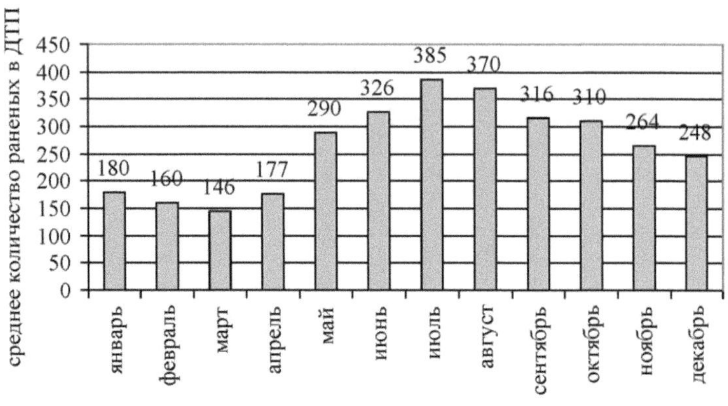

Рис. 1.8. Динамика среднемесячного количества раненых в ДТП за период с 2004-2010 гг. (абс.ч.)

Из представленного рисунка следует, что минимальное количество пострадавших в ДТП за исследуемый период времени было отмечено в марте (146±10), максимальное – в июле (385±39). Следует отметить, что возрастание среднего количества пострадавших в ДТП отмечалось с мая по октябрь ежегодно.

На рис. 1.9. представлена динамика пострадавших при ДТП в разных городах Вологодской области.

Как следует из рисунка, количество пострадавших при ДТП в г.Вологде снизилось с 1367 человек в 2004г. до 994 человек в 2008г. (т.е. в 1,4 раза), затем было отмечено возрастание данного показателя до 1155 в 2009г., до 1111 в 2010г., до 1201 в 2011г. и до 1116 к 2012г.

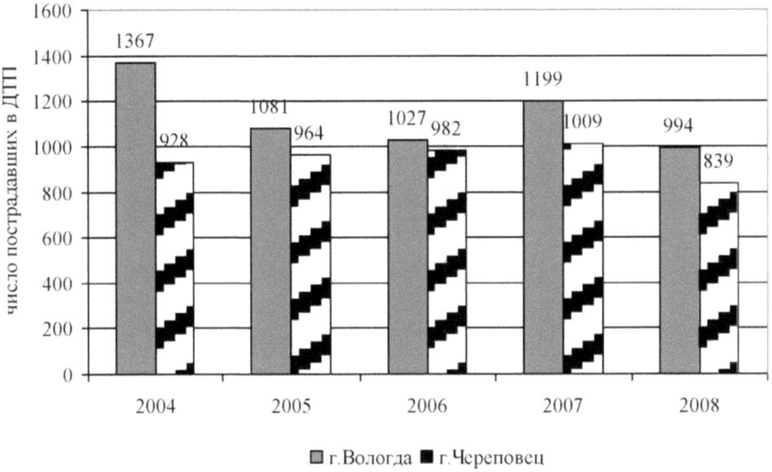

Рис.1.9. Сравнительная динамика количества лиц, пострадавших в ДТП в крупных городах Вологодской области (абс. ч.)

Следует отметить значительное снижение количества пострадавших в ДТП в 2005г. (до 1081), в 2006г. (до 1027), в 2007г. отмечено некоторое возрастание до 1199г., а затем значительное снижение до 994 человек - в 2008г., дальнейшее снижение до 721 - в 2009г., до 561 – в 2010г., - до 754 в 2011г. и возрастание показателя до 871 в 2012г.

Если среднее количество пострадавших в 1 ДТП составило по г.Вологде за 2004г. – 1,28 чел., то за 2008г. этот показатель увеличился до 1,7 чел.

Среднее количество пострадавших за исследуемый период времени составило по г. Вологде 1133,6±151,9.

Количество пострадавших от ДТП за исследуемый период времени по г.Череповцу изменялось менее значительно, а именно с 928 в 2004г. до 839 в 2008г. Среднее количество пострадавших в 1 ДТП составило по г. Череповцу за 2004г. – 1,29 чел., а к 2008г. данный показатель также увеличился до 1,35 чел., однако все же не столь значительно, как по г. Вологде.

Среднее количество пострадавших за исследуемый период времени составило по г. Череповцу 944±65,8 (табл.1.3.).

Таблица 1.3.

Среднее количество ДТП, пострадавших и погибших в крупных городах Вологодской области за период с 2004г. по 2010г.(абс.ч.)

Город	Кол-во ДТП	Кол-во погибших	Кол-во раненых
г. Вологда	840±182	43±7	1134±152
г. Череповец	752±75	55±7	944±66

.

На рис. 1.10. представлена динамика случаев ДТП со смертельным исходом за пять лет в основных городах Вологодской области.

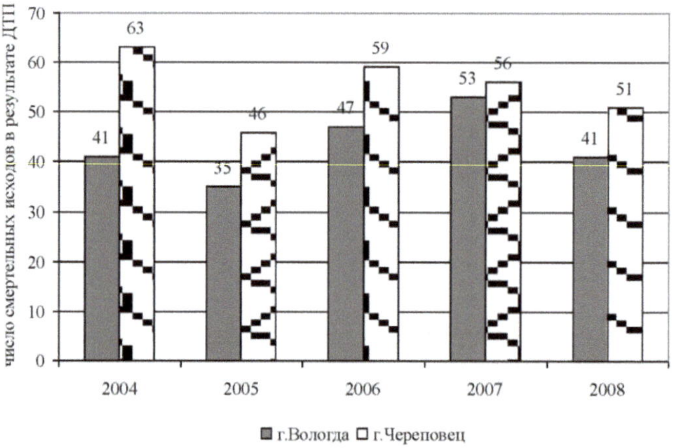

Рис.1.10. Динамика случаев ДТП со смертельным исходом в городах Вологодской области за период с 2004г. по 2008г. (абс.ч.)

По нашим данным (Кузьмин А.Г., 2011) в среднем за исследуемый период времени в г. Вологда зарегистрировано 41±7,0 случаев ДТП, сопровождаемых смертельным исходом. При этом количество случаев ДТП со смертельным исходом за пятилетний период практически не изменилось (41 случай в 2004г. и такое же количество случаев в 2008г.), однако в 2006г. и 2007г. регистрировалось повышение количества случаев ДТП со смертельным исходом (47 и 53 соответственно). В 2009г. отмечено значительное снижение количества случаев ДТП со смертельным исходом по г.Вологде – до 22, в 2010г. до 7 случаев, однако к 2011г. данный показатель вырос до 15 случаев, а к 2012г. до 13 случаев.

Что касается г. Череповца, тот здесь среднее количество случаев ДТП со смертельным исходом за исследуемый период времени составило 55±7,0.

В то же время отмечено некоторое снижение по г.Череповцу количества ДТП со смертельным исходом с 63 в 2004г. до 51 в 2008г. (т.е. на 19,1%). Начиная с 2009г. отмечено значительно снижение данного показателя – до 20 случаев, к 2010г. 0- до 11 случаев, к 2011г. – возрастание показателя до 17 случаев и к 2012г. до 12 случаев.

Между количеством ДТП и количеством раненых и погибших в них существует тесная линейная корреляционная зависимость, которая может быть выражена 2 регрессионными уравнениями с высокой степенью аппроксимации: Погибло = 0,11·ДТП (R^2 = 0,84); Ранено = 1,29·ДТП (R^2 = 0,99).

На рис.1.11. представлена временная развертка ряда, содержащего сведения о сезонном количестве погибших в ДТП в Вологодской области за период с 2004-2009 гг.

Из представленной иллюстрации следует, что начиная с 2005г. динамика количества погибших в ДТП по Вологодской области имеет устойчивую тенденцию к снижению.

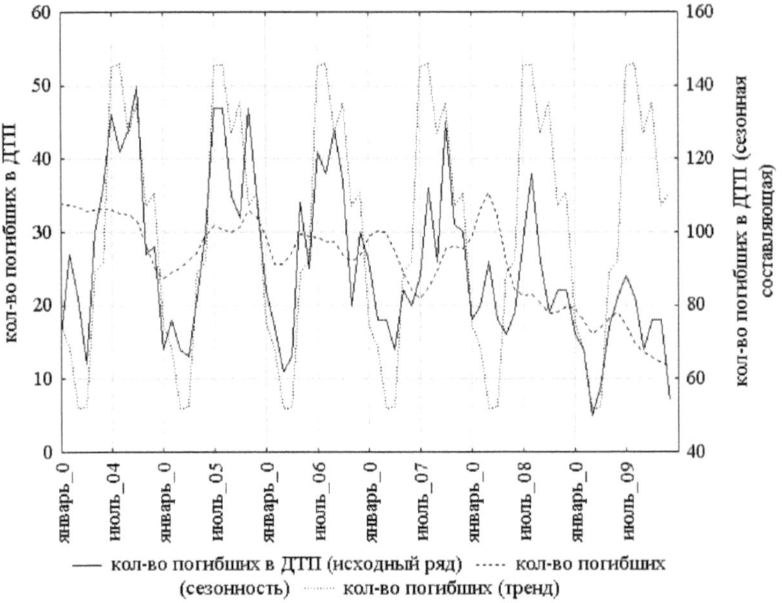

Рис.1.11. Временная развертка ряда, содержащего сведения о сезонном количестве погибших в ДТП в Вологодской области за период с 2004-2009 гг.

Следует отметить, что среднегодовое количество погибших также значительно уменьшилось за исследуемый период времени. Так, если в 2004г. было зарегистрировано 32±3,0 человек погибших в ДТП, то в 2009г. уже 15±2,0 чел. (т.е. показатель снизился в 2 раза).

Средний темп убыли количества погибших в ДТП за пятилетний период составил 5,0% (табл.1.4).

Таблица 1.4.

Среднегодовые значения количества ДТП, раненых и погибших за период с 2004г. по 2009г (M±m)

	2004г.	2005г.	2006г.	2007г.	2008г.	2009г.	Δ	Туб.(%)
ДТП	173±18	250±28	247±22	232±16	199±15	171±14	-18	-5
Ранено	208±23	314±37	311±31	292±22	249±20	211±18	-19	-5
Погибло	32±3	29±4	28±3	26±3	23±2	15±2	-19	-5

В процессе анализа вышеобозначенных показателей нам также удалось проследить сезонность. Так, в зимний промежуток времени за весь период исследования в среднем регистрировалось наименьшее количество ДТП (157±29), в которых пострадало (196±27) и погиб (21±2) человек (табл.1.5.).

Таблица 1.5.

Среднесезонные значения раненых и погибших в ДТП за период с 2004г. по 2010г. (абс.ч.)

Сезон	ДТП	Погибло	Ранено
зима	157±29	21±2	196±27
весна	166±32	17±3	204±44
лето	280±9*	32±4*	360±18*
осень	245±15	31±2	297±16

$P < 0{,}05$

В весенний период общее количество ДТП составило (166±32), в них было ранено (204 ±44) и погибло (17,0±3) человек.

Осенью количество ДТП возросло в 1,5 раза по сравнению с весенним периодом (245 против 166), в них пострадало 297 человек и погиб 31 человек, следовательно, количество погибших возросло в 2 раза.

Необходимо отметить, что максимально достоверное возрастание количества ДТП в Вологодской области регистрировалось в летний период (280±9), в них было ранено (360±18) и погибло (32±4) достоверное большее количество человек, чем в зимний и весенний периоды ($P < 0{,}05$).

На рис. 1.12. представлена структура ДТП со смертельным исходом по муниципальным образованиям Вологодской области за 5 лет.

Из представленного рисунка следует, что наибольший удельный вес ДТП со смертельным исходом был представлен муниципальными образованиями Вологодской области (42,1%), из г.Череповец было 25,7% ДТП со смертельным исходом, а из г.Вологды – 20,1%; в 7,5% случаев подобных ДТП представлял

Сокольский район Вологодской области, а 4,7% ДТП, которые закончились летально были из Велико-Устюгского района.

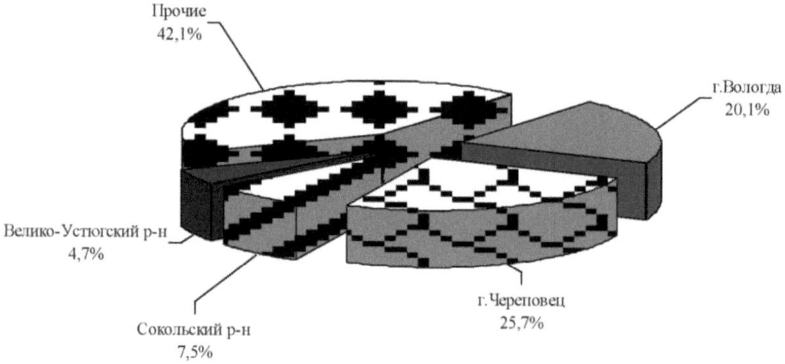

Рис. 1.12.Структура ДТП со смертельным исходом по муниципальным образованиям Вологодской области за период с 2008г. по 2012г.

На рис. 1.13. представлена динамика среднемесячного количества погибших в ДТП за исследуемый период времени на дорогах Вологодской области.

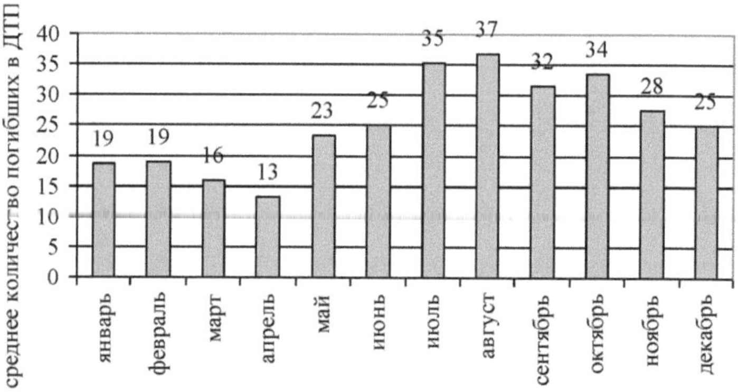

Рис. 1.13. Динамика среднемесячного количества погибших в ДТП за период с 2006-2012 гг. (абс.ч.)

Как следует из представленного рисунка, в среднем наименьшее количество погибших в ДТП за исследуемый период времени регистрировалось в январе и феврале месяце (19±2) с индексом сезонности равным 0,76. Альтернативно, максимальное значение среднего количество погибших в ДТП было зарегистрировано в июле (35±5) и августе (37±4) со значениями индекса сезонности равным 1,40 и 1,48 соответственно.

Нами было установлено, что в среднем ежемесячно за исследуемый период времени в ДТП на дорогах Вологодской области погибало 25±2 человек.

Таким образом, количество ДТП в Вологодской области за период с 2004г. по 2010г. изменялось мало (2858 в 2004г. и 2722 в 2007г.), однако отмечено незначительное снижение данного показателя в 2008г. (2077), а затем его возрастание до 2447 к 2010г., а также до 2849 к 2011г. и до 3840 к 2012г.

Количество пострадавших в ДТП за весь период наблюдения оставалось практически на одном уровне, тем не менее, в 2009г. этот показатель незначительно снизился (2787) по сравнению с 2004г. (3767), а в 2010г. вырос до 3098, в 2011г. – до 3667, а в 2012г. – до 3840.

Количество ДТП, зарегистрированное в г. Вологде за исследуемый период времени снизилось с 1056 случ./ год в 2004г. до 580 случ./ год в 2008г. (т.е. в 1,8 раза), а затем возросло до 1031 в 2009г. и снизилось до 984 в 2010г., возросло до 1037 в 2011г. и снова снизилось до 944 в 2012г.

В среднем за пятилетний период в г. Вологде количество ДТП составило 840±182 случаев в год.

Полиномиальная линия тренда с высокой степенью аппроксимации (R =0,9) доказывает, что ситуация со снижением ДТП сохранится в течение ближайших 3-5 лет.

Среднее количество ДТП, регистрируемых в г.Череповце составило 752±75сл./год. Отмечено снижение динамики количества ДТП с 755 случаев в 2004г. до 621 в 2008г. (т.е. в 1,2 раза); причем снижение показателя отмечалось, только начиная с 2007г., достигнув к 2010г. уровня 484 (т.е. снизилось в 1,5 раза), а к 2012г. отмечено возрастание данного показателя до 779 случаев.

Линия тренда с высокой степенью аппроксимации свидетельствует о дальнейшем предполагаемом снижении количества ДТП в г.Череповец.

Подавляющая доля ДТП произошла за исследуемый период времени в г.Вологда (31,8±3,0%), на втором месте оказался г.Череповец (28,5±2,8% ДТП), затем – Сокольский район области (6,3±1,5%), и Велико-Устюгский район (5,7±1,2%).

Полученные нами данные свидетельствуют о четкой сезонной взаимосвязи между количеством ДТП и временем года. Динамика среднемесячного количества ДТП по сезонам за исследуемый период времени свидетельствует, что пик ДТП приходится на июль-август (290±28 и 289±26 случаев соответственно).

Очевидно, такая ситуация связана с возрастающей активностью автомобилистов в отпускной летний период.

Максимальное количество пострадавших в ДТП за анализируемый период времени также приходится на летние месяцы; так наибольшее количество раненых зарегистрировано в июле (385±39) и августе (370±37) при среднемесячном значении показателя равном 264±25 человек, а индексе сезонности 1,46 и 1,40 соответственно.

Минимальное количество пострадавших в ДТП за исследуемый период времени было отмечено в марте (146±10), максимальное – в июле (385±39). Следует отметить, что возрастание среднего количества пострадавших в ДТП отмечалось с мая по октябрь ежегодно.

Глава 2

Финансово-экономические аспекты программы "Безопасность дорожного движения" на федеральном и региональном уровнях

Одним из важных составляющих в управлении современной Российской экономикой на нынешнем этапе развития является финансирование федеральных целевых программ (ФЦП), и контроль за их выполнением. Последним правительственным документом, регламентирующим полный цикл мероприятий по функционированию государственных программ от момента их создания до завершения, является Постановление правительства РФ от 2 августа 2010г. № 588 «Об утверждении порядка разработки, реализации и оценки эффективности государственных программ Российской Федерации». Этим документом закреплено определение *государственной программы*, которая является системой мероприятий (взаимоувязанных по задачам, срокам осуществления и ресурсам) и инструментов государственной политики, обеспечивающих в рамках реализации ключевых государственных функций достижение приоритетов и целей государственной политики в сфере социально-экономического развития и безопасности.

Ранее, законодателем широко использовалось понятие федеральной целевой программы, которое было введено Постановлением Правительства РФ от 26.06.1995 N 594 "О реализации Федерального закона "О поставках продукции для федеральных государственных нужд".

Согласно данному постановлению, федеральные целевые программы, в осуществлении которых участвует Российская Федерация, представляют собой комплекс научно-исследовательских, опытно-конструкторских, производственных, социально-экономических, организационно-хозяйственных и других мероприятий, обеспечивающих эффективное решение системных проблем в области государственного, экономического, экологического, социального и культурного развития Российской Федерации, а также инновационное развитие экономики.

В настоящей главе нами предлагается рассмотреть федеральную целевую программу «Повышение безопасности дорожного движения в 2006-2012годах», принятую Постановлением Правительства Российской Федерации № 100 от 20.02.2006г. (в редакциях последующих Постановлений Правительства РФ от 18.08.2007 N 528, от 02.06.2008 N 423, от 15.07.2008 N 538, от 14.02.2009 N 132) на предмет:

- участия в реформировании бюджетного процесса в России, начавшегося в 2005 году;

- теоретического подхода к оценке социально-экономической и бюджетной эффективности Программы за ответственностью Министерства здравоохранения и социального развития Российской Федерации;

- роли и места государственных целевых программ в бюджетном устройстве России;

- интеграции финансовых поступлений в бюджет здравоохранения Вологодской области;

- определения основных рисков ФЦП в ходе её реализации.

Обсуждаемая нами в данной главе ФЦП является комплексным документом, направленным для решения разноплановых задач для ряда министерств и ведомств, объединённых одной целью - сокращение количества лиц, погибших в результате дорожно-транспортных происшествий, сокращение количества дорожно-транспортных происшествий с пострадавшими. Паспортом Программы определено финансирование в сумме 54 276,9 млн. рублей.

Финансирование программы на территории Вологодской области производится в соответствии с постановлением правительства Вологодской области от 09 сентября 2008г. №177 «О долгосрочной целевой программе «Повышение безопасности дорожного движения в 2006-2012годах» (далее допускается название «региональная программа). Паспортом Программы определено финансирование в сумме 957 млн. рублей, из них средства регионального фонда софинансирования социальных расходов (РФССР) – 511 млн.рублей.

2.1. Федеральная целевая программа «Повышение безопасности дорожного движения в 2006-2012годах» на этапе реформирования бюджетного процесса

Начало реализации ФЦП «Повышение безопасности дорожного движения в 2006-2012годах» по времени совпало со вторым этапом бюджетной реформы, начавшейся в нашей стране с 2005 года. Поскольку преобразования затронули практически все сферы финансовой деятельности участников бюджетного процесса, необходимо дать краткую характеристику этих этапов, а также привести классическую схему консолидированных бюджетов Российской Федерации.

Специалисты Минфина России условно разделяют бюджетную реформу на три этапа:

I этап - укрепление системы исполнения бюджета, создание достоверной отчетности об исполнении бюджета, основанной на кассовом методе учета, обеспечение внешнего контроля за исполнением бюджета, что достигалось осуществлением следующих мероприятий:

- принятие и вступление в действие Бюджетного кодекса РФ (БК РФ);

- создание Федерального казначейства и Счетной палаты при Президенте РФ;

- создание новой системы бюджетного учета и бюджетной отчетности, регламентируемой в настоящее время следующими документами: Приказом Минфина России от 30.12.2008 N 148н и Приказом Минфина России от 13.11.2008 N 128н;

II этап - приведение в соответствие расходных обязательств публично-правовых образований с их финансовыми возможностями, что выразилось в следующих мероприятиях:

- четкое разграничение полномочий публично-правовых образований на федеральном, региональном и местном уровне по формированию расходов бюджетов (Федеральный закон от 04.07.2003 N 95-ФЗ и Федеральный закон от 06.10.2003 N 131-ФЗ);

- совершенствование бюджетной классификации и включение положений о ее регламентировании в БК РФ (Федеральный закон от 26.04.2007 N 63-ФЗ и Указания по применению бюджетной классификации);

- государственное регламентирование системы закупок товаров, работ и услуг для государственных нужд (на основе действующего в настоящее время Федерального закона от 21.07.2005 N 94-ФЗ);

- начало реформы системы финансового планирования на основе утверждаемых Правительством РФ программ государственных гарантий граждан;

III этап - переход на среднесрочное бюджетирование, ориентированное на результат, составление отчетности о финансовом положении публично-правовых образований на базе учета, основанного на методе начисления, внедрение процедур внутреннего контроля и аудита.

Таким образом, в настоящее время Правительством РФ и Минфином России реализуется третий, заключительный этап бюджетной реформы, основной целью которой становится выявление эффективности бюджетных вложений, качественный аудит мероприятий на всём этапе государственного финансирования.

Одновременно с этими важными преобразованиями в бюджетной экономике, рассматривая нами ФЦП «Повышение безопасности дорожного движения в 2006-2012 годах» также подходит к заключительному этапу. Согласно Паспорта ФЦП, в котором определены конкретные сроки и этапы её реализации, программа осуществляется в два этапа:

I этап - 2006 - 2007 годы,

II этап - 2008 - 2012 годы.

Следует подчеркнуть, что Паспорт рассматриваемой программы и все остальные положения, принятые постановлением Правительства РФ от 20.02.2006г. №100, полностью соответствуют регламенту Постановление правительства РФ от 2 августа 2010г. № 588 «Об утверждении порядка разработки, реализации и оценки эффективности государственных программ Российской Федерации». Это означает, что результат намеченных мероприятий, финансируемых государством, будет оценен исходя из выполнения важнейших целевых показателей и индикаторов, которые количественно характеризуют ход её реализации. Помимо этого, целевые показатели должны соответствовать следующим условиям:

а) отражать специфику развития конкретной области, проблем и основных задач, на решение которых направлена реализация государственной программы;

б) иметь количественное значение, измеряемое или рассчитываемое по утвержденным методикам;

в) определяться на основе данных государственного статистического наблюдения, в том числе в разрезе субъектов Российской Федерации;

г) непосредственно зависеть от решения основных задач и реализации государственной программы;

д) отвечать иным требованиям, определяемым в соответствии с методическими указаниями.

2.2. Теоретический подход к оценке социально-экономической и бюджетной эффективности Программы

Обязательным инструментом в управлении расходами государства, какими являются средства федерального бюджета, является количественная и стоимостная оценка результативности программных мероприятий. Осуществляемый в ходе бюджетной реформы переход к концепции «управления бюджетными затратами по результатам» не может быть эффективно реализован на практике без совершенствования соответствующей методической базы.

Оценка конечных результатов долгосрочных проектов, реализуемых в сфере производства в сравнении с государственными проектами, имеют существенные отличия. Так, при планировании предпринимательских инвестиционных проектов оцениваются следующие показатели хозрасчётной эффективности:

- прибыль от реализации
- денежный поток (cash-flo)
- рентабельность продаж
- срок окупаемости проекта (Payback period, PP)
- чистая приведённая стоимости (Net present value, NPV)
- внутренняя доходность проекта (Internal rate of return, IRR)[i]

В силу объективных причин, при проектировании госпрограмм с участием средств федерального бюджета и, имеющих, как правило, межотраслевую направленность, проведение только стоимостных оценок неприемлемо. В первую очередь оценивается влияние внедряемых технологий на существенное улучшение качества жизни населения России, что характеризует социальную направленность принимаемых программ.

Аналитический обзор действующих в настоящее время сорока шести ФЦП на предмет наличия в них разделов, отражающих вопросы определения эффективности и методики её оценки, позволяет сделать следующие выводы:

✓ большинство действующих целевых программ содержит разделы, посвященные оценке социально-экономической эффективности, но не всегда содержит аналогичную методику.

✓ указанные системы целевых показателей содержат общие и специфические составляющие в зависимости от характера и целей программ.

✓ менее половины программ содержит какую-либо методику расчета эффективности.

✓ в составе программ, содержащих подобную методику, лишь треть методик ориентирована на расчет доходов будущих периодов по системе, соответствующей требованиям Методических рекомендаций по оценке эффективности инвестиционных проектов, утвержденных Минэкономики России.

Необходимо привести характеристики ряда ФЦП, принятых различными постановлениями Правительства РФ начиная с 2002 года на предмет состава расчётов социально-экономической эффективности (Приложение № 3). Приведённые характеристики подтверждают высокое качество подготовительной работы к процессу утверждения программы «Повышение безопасности дорожного движения в 2006-2012 годах», так как расчёт социально-экономической эффективности включает все необходимые параметры, позволяющие дать объективную и достоверную оценку результатам её исполнения.

Следует отметить, что из одиннадцати приведённых программ только четыре содержат полную модель расчёта социально-экономической эффективности.

На рис. 2.1. представлена общая схема проведения расчетов, необходимых для оценки эффективности целевых программ, которая включает этапы от предварительной установки группы целевых показателей до актуализации проведенных оценок с учетом фактических данных о выполнении программы.

Наряду с расчётом социально-экономической эффективности, ФЦП предусматривает расчёт бюджетной эффективности, которая включает отношение дисконтированных налоговых поступлений в бюджетную систему к объёму бюджетных ассигнований на реализацию проекта.

Ожидаемые конечные результаты реализации Программы, принятой на федеральном уровне, и показатели социально-экономической эффективности следующие - это сокращение к 2012 году количества лиц, погибших в результате дорожно- транспортных происшествий, в 1,5 раза по сравнению с аналогичным показателем в 2004 году.

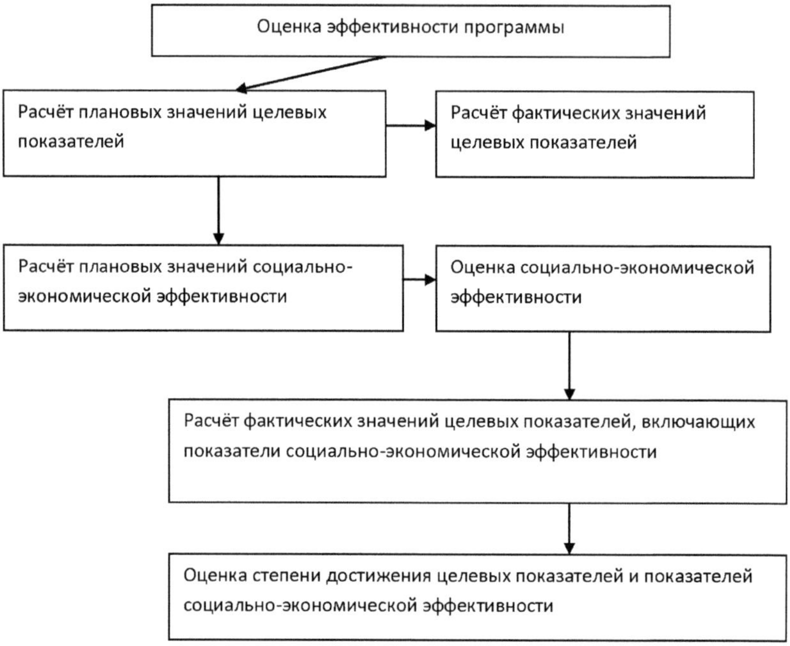

Рис. 2.1. Схема проведения оценки эффективности федеральных целевых программ

Социально-экономический эффект от реализации Программы составит 626 059,2 млн. рублей, а бюджетный эффект - 85 079,5 млн. рублей.

Расчет социально-экономического эффекта производится с применением следующего выражения:

$$NPV = \sum \frac{PN_i - C_i/(1+j)}{(1+k)^i} + \frac{PN_T}{k(1+k)^T}$$

(1)

где:

NPV - чистый дисконтированный поток стоимости (эффект от реализации Программы);

т - срок реализации Программы, в годах;

N_i - количественное значение результата Программы в году i;

P - удельный вклад в валовый внутренний продукт одного пункта количественного результата мероприятий Программы (цена результата);

C i - расходы на реализацию мероприятий Программы в году i, с учетом прогноза цен на соответствующие годы;

j - прогнозные темпы инфляции на срок реализации Программы, выраженные в долях единицы;

k - коэффициент дисконтирования, принятый для соответствующего направления, выраженный в долях единицы.

Касательно аналогичной программы, принятой Правительством Вологодской области «О «Повышение безопасности дорожного движения в 2009-2012годах», от 09 сентября 2008г. №177, необходимо пояснить следующее.

В сложившихся условиях аварийности, связанной с автомобильным транспортом, субъекты Российской Федерации и муниципальные образования не в состоянии без помощи государства эффективно удовлетворить жизненную потребность в безопасности проживающего на их территории населения. Территориальными субъектами РФ повсеместно принимаются меры государственной поддержки, что выражается в принятии аналогичных долгосрочных программ в период осуществления целевого финансирования из средств федерального бюджета.

Сроки реализации региональной программы, утверждённой постановлением правительства Вологодской области совпадают с завершающим этапом базовой программы.

Региональная долгосрочная целевая программа не имеет в своём составе раздела, позволяющего оценить социально-экономическую и бюджетную эффективность мероприятий, проведённых в Вологодской области. Это означает, что при подведении её результатов, не будет дана стоимостная оценка разделов, имеющихся в базовой ФЦП.

Пунктом 4 Методики оценки социально-экономической и бюджетной эффективности программы «Повышение безопасности дорожного движения в 2006-2012 годах" предусмотрено, что методика может быть принята в качестве основы для создания нормативных методических документов по разработке и оценке эффективности отдельных направлений и мероприятий Программы.

Ожидается, что положительная бюджетная эффективность в целом по стране должна быть достигнута в 2009 году. Отсутствие соответствующего раздела, разработанного для Вологодской области, не даёт возможности определить конкретные сроки, в которые будет достигнут экономический эффект от финансовых вложений в реализацию программы.

Ожидаемые конечные результаты реализации Программы заключаются в следующем:

- уменьшение количества дорожно-транспортных происшествий на 10% по сравнению с 2004 годом;

- сокращение числа погибших и пострадавших в ДТП граждан в 1.5 раза по сравнению с 2004 годом;

- улучшение техническо-эксплуатационных характеристик автомобильных дорог и улично-дорожной сети и информирования участников дорожного движения;

- снижение детского дорожно-транспортного травматизма;

- повышение правовой культуры участников дорожного движения;

- оперативность и эффективность проведения мероприятий по ликвидации последствий дорожно-транспортных происшествий

По нашим данным, полученным в соавторстве с Джеджелава Е.И., Вишняковым Н.И., Мартыновой Н.А. (2011г.) оценка результатов социально-экономической эффективности региональной программы с применением рекомендуемой Методики оценки социально-экономической и бюджетной эффективности программы «Повышение безопасности дорожного движения в 2006- 2012 годах" невозможно, поскольку отсутствуют сведения показателя Р, означающего удельный вклад в валовый внутренний продукт каждого пункта количественного результата мероприятий Программы. Для составления полноценного анализа необходимы сведения о ходе реализации программы всех задействованных структур: УВД по Вологодской области, департамента образования, департамента дорожного хозяйства, управления гражданской защиты и пожарной безопасности.

2.3. Роль и место государственных целевых программ в бюджетном устройстве РФ

Ресурсное обеспечение ФЦП осуществляется с использованием форм финансовой помощи из федерального бюджета субъектам Российской Федерации, а также за счёт собственных средств этих бюджетов, поэтому целесообразно привести классическую схему бюджетной системы.

Бюджетная система современной России состоит из трёх звеньев: федерального бюджета, территориальных бюджетов субъектов РФ, местных бюджетов. Встречаемые понятия «местные бюджеты», «бюджеты муниципальных образований», «бюджеты местных органов самоуправления» рассматриваются как синонимы. Такое разделение определено Бюджетным кодексом, принятым в 1998 году и вступившим в силу с 1 января 2000 года.

В рис.2.2. представлена структура консолидированного бюджета РФ, являющаяся сводом бюджетов всех уровней бюджетной системы РФ на соответствующей территории. Следует отметить, что консолидированный бюджет несёт определённую правовую нагрузку, так как является обязательным для исполнения субъектами бюджетного процесса. Кроме того, он широко используется в процессе сводного планирования, отчётности, анализа.

Как следует из Бюджетного кодекса РФ, одним из определяющих принципов организации бюджетной системы, является принцип разграничения доходов и расходов между уровнями бюджетной системы, который состоит в закреплении соответствующих видов доходов и полномочий по осуществлению расходов за органами государственной власти РФ, органами государственной власти субъектов РФ и органами местного самоуправления.

Законодатель жёстко разграничил расходы по уровням бюджетной системы следующим образом:

- расходы, финансируемые исключительно из федерального бюджета;
- расходы, совместно финансируемые из бюджетов всех уровней;
- расходы, финансируемые исключительно из бюджетов субъектов РФ;
- расходы, финансируемые исключительно из местных бюджетов.

Знание базовых принципов бюджетного устройства и межбюджетных отношений необходимо для построения эффективной модели организации медицинской помощи в регионе в вертикальном и горизонтальном направлениях, особенно при реализации ключевых задач, финансируемых Правительством Российской Федерации в том числе посредством целевых программ.

Функционирование системы целевых программ (как федерального, так и регионального уровня) обязательно должно строиться на принципах, вытекающих из устройства и современного состояния бюджетной системы, к числу которых могут быть отнесены следующие:

- разграничения полномочий и ответственности между органами власти;
- уникальности задач и программных мероприятий;
- единства нормативно-правовой базы;
- соблюдения экономических интересов всех участников;
- инновационно-инвестиционной ориентации;
- актуальности и своевременности бюджетных расходов.

Принцип разграничения полномочий и ответственности между органами власти подразумевает, в первую очередь, определение степени участия в программах каждого из заинтересованных ведомств. Полномочия должны определяться не только для государственного заказчика целевой программы, но и для органов государственной власти всех уровней бюджетной системы, которые непосредственно осуществляют разработку и принятие проекта целевой программы, ее реализацию и финансовое обеспечение.

Принцип уникальности задач и программных мероприятий указывает на необходимость устранения дублирования мероприятий в рамках всей системы целевых программ. Соблюдение этого принципа не позволит создать новую программу, если ее провозглашенные цели совпадают с целями уже существующих программ, а также обеспечит реализацию однородных по своему содержанию мероприятий одним государственным заказчиком.

Принцип единства нормативно-правовой базы подразумевает для всей системы целевых программ общую правовую основу, единые стандарты оценки задач и результатов программных мероприятий, типовые процедуры привлечения средств внебюджетных источников, а также единые механизмы преобразования программ (например, из региональной - в федеральную или из федеральной - в ведомственную).

Принцип соблюдения экономических интересов всех участников вытекает из особенностей осуществления государственных инвестиций в рыночной экономике. Все участники реализации целевых программ в лице федеральных и региональных органов власти, а также коммерческих организаций, объединяя свои финансовые и материальные ресурсы для достижения программных целей, рассчитывают на получение экономического, социального, бюджетного эффекта.

Принцип инновационно-инвестиционной ориентации свидетельствует о том, что в состав проблем, решаемых программным способом, включаются задачи преимущественно инвестиционной направленности развития наукоемких производств. Бюджетные расходы в этом случае выступают стимулом экономического роста, как отдельных территорий, так и страны в целом за счет использования передовой техники и современных технологий. Так, затраты на научно-исследовательские и опытно-конструкторские работы ФЦП «Повышение безопасности дорожного движения в 2006-2012гг.»

составляет 2704,5 млн.руб. или 10,3% от запланированных затрат федерального бюджета на реализацию программы.

Принцип актуальности и своевременности бюджетных расходов выражает взаимосвязь целевых программ с приоритетами государственной политики. В рамках целевых программ обеспечивается концентрация финансовых ресурсов именно на тех объектах, которые имеют существенное значение для достижения стратегических и тактических целей государства, регионов и частных инвесторов.

Перечисленные принципы характеризуют разные стороны организации системы целевых программ, поэтому одновременность и комплексность их соблюдения являются важным условием повышения эффективности управления государственными расходами.

Задача данного раздела исследования состоит в том, чтобы показать, в какую сторону происходит перераспределение средств бюджетов различных уровней подчинения при проведении мероприятий ФЦП «Повышение безопасности дорожного движения в 2006-2012годах» в здравоохранении Вологодской области.

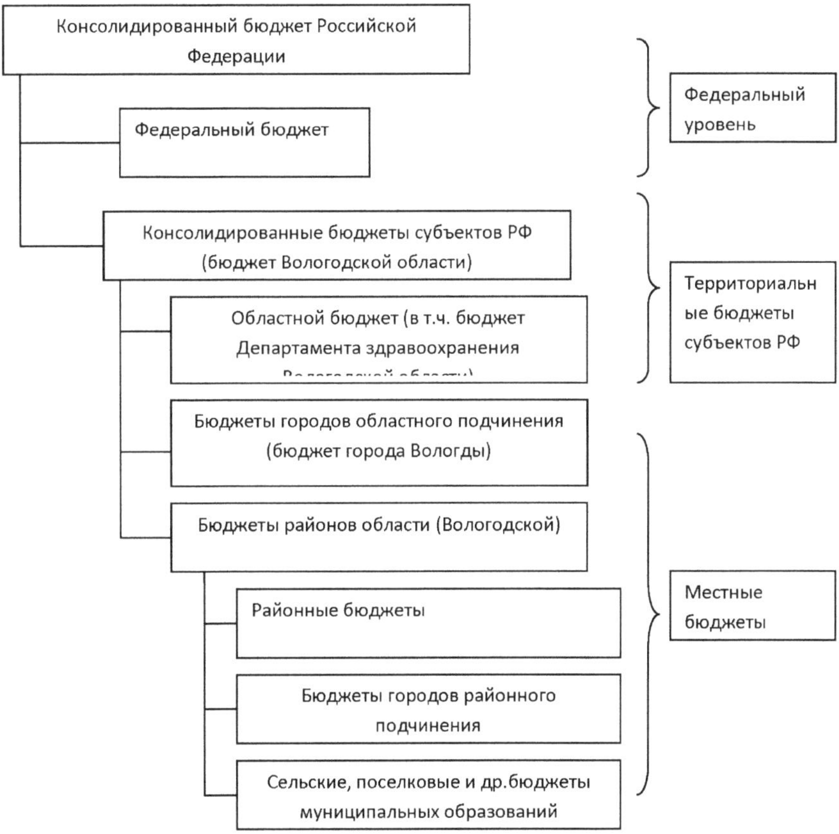

Рис. 2.2. Структура консолидированного бюджета РФ по уровням бюджетной системы на примере региональной программы «Повышение безопасности дорожного движения в 2006-2012гг» на территории Вологодской области

Финансирование программы на территории Вологодской области производится в соответствии с постановлением правительства Вологодской области от 09 сентября 2008г. №177 «О долгосрочной целевой программе «Повышение безопасности дорожного движения в 2006-2012годах».

Ключевым организационным мероприятием ФЦП, курируемым Департаментом здравоохранения Вологодской области, является создание травматологического центра первого уровня, организованного на базе ГУЗ «Вологодская областная больница №1».

По нашим данным, полученным в соавторстве с Джеджелава Е.И., Вишняковым Н.И, Мартыновой Н.А.(2011г.), принципиальным условием создания данного центра именно на базе ЛПУ областного подчинения, входящего в структуру субъекта Российской Федерации, является выполнение условия второго этапа бюджетной реформы, а именно четкое разграничение полномочий публично-правовых образований на федеральном, региональном и местном уровне по формированию расходов бюджетов.

В период действия ФЦП, впрочем, как и до начала реализации программы, оказание необходимой медицинской помощи помимо (ВОБ №1) производилось силами центральных районных (городских) больниц, территориально расположенных вдоль трассы М8: ЦБ Грязовецкого муниципального округа, Сямженская ЦРБ, Верховажская ЦРБ, Сокольская ЦРБ. На примере предыдущего временного отрезка (2008-2009гг) проведём анализ объёмов и структуры расходов ЛПУ по оказанию медицинской помощи пострадавшим в ДТП.

В табл.2.1. представлены показатели работы стационаров, оказывающих помощь при дорожно-транспортных происшествиях на территории Вологодской области за 2008-2009гг.

По нашим данным, полученным в соавторстве с Джеджелава Е.И., Вишняковым Н.И., Мартыновой Н.А.(2012г.) соотношение основных показателей, характеризующих объёмы и стоимость лечебной помощи пострадавшим от дорожно-транспортных происшествий в лечебных учреждениях муниципального (городского) подчинения по отношению к ВОБ №1, финансируемой за счёт бюджета субъекта РФ распределяется следующим образом:

Таблица 2.1

Показатели работы стационаров, оказывающих помощь при дорожно-транспортных происшествиях на территории Вологодской области за 2008-2009гг.

Период	Койки		Длительность пребывания 1 больного		Пролечено больных		Стоимость лечения больных с ДТП, руб.
	Всего	Хирургич. профиля (травматология, хирургия, нейрохирургия)	Всего	В отделениях хирургич. профиля	Всего	С диагнозом после ДТП	
ЦБ Грязовецкого муниципального района							
2008г.	213	18	10.1	11.3	6918	68	588,931
2009г.	172	17	9.1	11.9	6179	74	653,467
Сямженская ЦРБ							
2008г.	70	17	9.9	9.3	2324	29	158,850
2009г.	53	15	9.3	8.6	1961	10	66,388
Верховажская ЦРБ							
2008	99		11		3681	0	-
2009	72		10		2795	15	89,177
Сокольская ЦРБ							
2008г.	35	35	21.9	21.9	806	71	2,280,416
2009г.	20	20	23.7	23.7	545	59	2,282,026
ГУЗ "Вологодская областная больница №1"							
2008г.	990	130	30	30	22897	47	2,078,309
2009г.	990	130	30	31	20239	44	1,649,724
Итого							
2008г.	1407	140			36626	215	5,106,506
2009г.	1307	122			31719	202	4,740,782
Доля областной больницы							
2008г.	70.36	50.00			62.52	21.86	40.70
2009г.	75.75	57.38			63.81	21.78	34.80

- количество пролеченных больных, пострадавших в ДТП (в %):

за 2008 год - 78:22

за 2009 год - 78:22

- общая стоимость лечения этих пациентов (в %):

за 2008 год - 59:41

за 2009 год - 65:35.

Таким образом, основная тяжесть лечебных мероприятий, их финансирование, приходится на ЛПУ, относящиеся к учреждениям второго этапа оказания медицинской помощи.

По нашим данным, полученным в соавторстве с Красильниковым С.В., Вишняковым Н.И., Мартыновой Н.А., Ермолиной Т.А (2012г.) инфраструктура и материально-техническая база центральных районных (городских) больниц недостаточна для оказания квалифицированной помощи больным с сочетанными, множественными травмами. Анализ рентгенологического оборудования, имеющегося на сегодня в Грязовецкой ЦГБ, Сямженской ЦРБ, Верховажской ЦРБ показал, что на балансе этих больниц числятся рентгенологические установки, приобретённые в период с 1986 по 2002 год со 100% износом. Только Сокольская ЦРБ оснащена рентгено-диагностическим оборудованием, приобретённым в период с 2005 по 2009 годы. Переоснащение этих лечебных учреждений возможно при наличии достаточных денежных средств в соответствующих органах местного самоуправления, испытывающих в настоящее время бюджетный дефицит. Очевидно, что больницам этого уровня невозможно реализовать медицинскую помощь при сложных ДТП без дополнительного финансирования из других источников, в том числе государственных программ.

В результате развёртывания крупного травмацентра на базе многопрофильного учреждения областного подчинения, финансовые потоки распределятся в пользу Вологодской областной больницы, где пациенты будут гарантированно обеспечены квалифицированной медицинской помощью на всех этапах лечения. Кроме того, органами Росфиннадзора,

Минздравсоцразвития и непосредственно департаментом здравоохранения Вологодской области на постоянной основе предполагается обеспечение контроля за целевым использованием денежных средств федерального бюджета, полученные из регионального фонда софинансирования социальных расходов (РФССР).

2.4. Интеграция федеральной целевой программы «Повышение безопасности дорожного движения в 2006-2012годах» в сеть медицинских учреждений Вологодской области

На данном этапе исследования нами предлагается рассмотреть ФЦП «Повышение безопасности дорожного движения в 2006-2012годах», которая является комплексным документом, направленным для решения разноплановых задач для ряда министерств и ведомств, объединённых одной целью - сокращение количества лиц, погибших в результате дорожно-транспортных происшествий, сокращение количества дорожно-транспортных происшествий с пострадавшими. Следует отметить, что реализация всех мероприятий программы на территории Вологодской области сможет существенно улучшить материальную базу ряда учреждений здравоохранения, что было бы невозможно осуществить силами бюджетов регионального и муниципального уровней.

Как известно, сейчас действует многоканальная система финансирования здравоохранения из разных бюджетных источников (федеральные, субъектов РФ, муниципальные), средств фондов медицинского страхования, прочих. Ещё в 2007 году Бюджетным посланием Президента РФ В.В. Путина Федеральному Собранию РФ «О бюджетной политике в 2007году» было указано на необходимость перехода на одноканальное финансирование ЛПУ. Это связано с необходимостью оптимизации расходов на здравоохранение и обеспечением должного контроля со стороны органов государственного надзора.

Базовым источником финансирования здравоохранения являются средства Фондов медицинского страхования, которые жёстко привязаны к денежным отчислениям предприятий от заработной платы. Исходя из тенденций, существующих сегодня в реальной экономике, расходы на заработную плату стали одной из основных затратных статей, используемых для снижения себестоимости на предприятиях. Поэтому, в краткосрочной перспективе учреждениям здравоохранения сложно рассчитывать на увеличение финансирования за счёт средств ФМС, даже при существующем темпе инфляции. Политика бюджетного финансирования также приняла жёсткий курс на оптимизацию сетевых показателей и сметных расходов. Эти факторы представляют сегодня существенные факторы риска для организации основной деятельности лечебных учреждений, обеспечивающих оказание непрерывной бесплатной медицинской помощи гражданам по программе Государственных гарантий.

Главным показателем развития любой отрасли является наличие инвестиционных программ, направленных на модернизацию производства, освоение современных технологических процессов, замену устаревшего оборудования, требующего значительных затрат на содержание и эксплуатацию. Аналогичные подходы существуют и в системе здравоохранения, где статус учреждения определяется наличием высокотехнологичного диагностического и лечебного оборудования.

Стоить обратить внимание на то, что по данным макроэкономического прогноза Минэкономразвития, в 2010 году и в последующие годы в реальной экономике будет наблюдаться спад инвестиционной деятельности до 2,5 % от ожидаемых оценок. Это означает ослабление позиций промышленных предприятий по модернизации технологического парка. Однако, даже в период кризиса, в здравоохранении постоянно поддерживался процесс обновления медицинской техники в рамках федеральных целевых программ. Наиболее известная из них – приоритетный национальный проект «Здоровье». Президиумом Совета при Президенте РФ по реализации приоритетных национальных проектов 21 декабря 2005 г. были утверждены основные мероприятия и параметры приоритетного национального проекта "Здоровье", который включает в себя два основных направления: "Развитие первичной медико-санитарной помощи" и "Обеспечение населения высокотехнологичной медицинской помощью".

Помимо данного крупномасштабного государственного проекта, финансирование которого непосредственно осуществляется через Минздравсоцразвитие, государством финансируется долгосрочная ФЦП «Повышение безопасности дорожного движения в 2006-2012годах». Данная Программа носит ярко выраженный социальный характер, результаты её реализации будут оказывать влияние на различные стороны жизни общества на протяжении длительного времени. Снижение количества лиц, пострадавших в результате ДТП должно привести к снижению расходов бюджетов всех уровней, направляемых на стационарное и амбулаторное лечение, снижение заболеваемости, инвалидности, смертности.

В настоящее время в России действует 46 различных ФЦП, финансируемых за счёт средств федерального бюджета и средств бюджетов субъектов РФ, и только две вышеназванные программы можно рассматривать в качестве дополнительных надёжных источников для обновления материальной базы ЛПУ.

При планировании ресурсного обеспечения ФЦП «Повышение безопасности дорожного движения в 2006-2012 годах» учитывалась реальная ситуация в финансово-бюджетной сфере на федеральном и региональном уровнях, состояние аварийности, высокая экономическая и социально-демографическая значимость проблемы обеспечения безопасности дорожного движения, а также реальная возможность её решения при федеральной поддержке.

Общий объём финансирования Программы в 2006-2012годах составляет 54,3 млрд.руб., в том числе за счёт средств федерального бюджета – 23,1 млрд.руб., бюджетов субъектов РФ – 30,6 млрд.руб., внебюджетных источников – 0,5 млрд.руб.

При софинансировании мероприятий Программы, предусматривающих строительство (реконструкцию, модернизацию) объектов, приобретение оборудования и специальных транспортных средств, применяется соотношение 70%:30%, где доля финансирования из федерального бюджета не может превышать 70% таких мероприятий. Оставшиеся 30% оплачиваются за счёт средств бюджетов субъектов РФ, местных бюджетов и организаций.

В связи с тем, что организация безопасности дорожного движения носит межотраслевой и межведомственный характер, в качестве государственных заказчиков выступают пять министерств и ведомств. Основная тяжесть в реализации программы ложится на МВД России (62% от объёма целевого финансирования), однако социально-экономической эффективности программы оценивается исходя из снижения количества лиц, погибших в результате дорожно-транспортных происшествий, что напрямую связано с обеспечением срочной квалифицированной медицинской помощи пострадавшим на всех её этапах (табл.2.2.).

Таким образом, выделенные Правительством 2,1 млрд. руб. бюджетных средств, должны быть направлены на развитие экстренной системы оказания помощи лицам, пострадавшим в результате ДТП на всех дорогах России, независимо от административного деления.

Таблица 2.2

Распределение средств федерального бюджета между государственными заказчиками ФЦП «Повышение безопасности дорожного движения в 2006-2012годах»

Государственные заказчики	**Сумма, млн. руб.**	**Доля,%**
МВД России	14487	62.5
МЧС России	1902	8.2
Минздравсоцразвития России	2077	9.0
Министерство образования и науки	1997	8.6

Росавтодор	2714	11.7
Итого	**23178**	**100.0**

Финансирование программы на территории Вологодской области производится в соответствии с постановлением правительства Вологодской области от 09 сентября 2008г. №177 «О долгосрочной целевой программе «Повышение безопасности дорожного движения в 2006-2012годах».

В табл. 2.3. представлено распределение средств между региональными ведомствами, курирующими мероприятия программы.

Таблица 2.3

Распределение средств ФЦП «Повышение безопасности дорожного движения в 2006-2012годах» на территории Вологодской области

	Всего	**Областной бюджет, млн.руб.**	**Региональный фонд софинансирования социальных расходов, млн. руб.**	**Доля участия в программе, %**
УВД по Вологодской области	217	97	120	22.7
Департамент образования	6	2	4	0.6
Департамент дорожного хозяйства	646	293	353	67.6
Управление гражданской защиты и пож.безопасности	23	23		2.4
Департамент здравоохранения	65	31	34	6.8
Итого	**957**	**446**	**511**	**100**

По нашим данным, полученным в соавторстве с Джеджелава Е.И., Вишняковым Н.И., Мартыновой Н.А. (2011г.) финансирование расходов, контролируемых департаментом здравоохранения Вологодской области, включает следующие мероприятия:

- за счёт РФССР: оснащение медицинским оборудованием, медицинской аппаратурой и санитарным автотранспортом муниципальных медицинских учреждений здравоохранения;

- непосредственно за счёт областного бюджета: дооснащение травматологического отделения ГУЗ «Вологодская областная больница №1 современной диагностической, анестезиологической, реаниматологической аппаратурой и реанимобилями отделения экстренной и планово-консультативной медицинской помощи; дооснащение областного центра медицины катастроф компьютерной техникой для осуществления мониторинга оказания медицинской помощи пострадавшим в ДТП.

Таким образом, направление расходов Программы в основном связано со статьёй бюджетной классификации 310 «Увеличение стоимости основных средств», что указывает на её инвестиционный характер.

В связи с тем, что Программа имеет взаимосвязь ресурсного обеспечения лечебных учреждений и итогов их деятельности, со стороны государственных органов, осуществляющих контроль за использованием бюджетных средств, будет регулярно осуществляться аудит эффективности выделенных средств по целевому назначению.

Таким образом, руководители крупных государственных медицинских учреждений регионального значения, финансирование которых осуществляется сегодня из различных источников (стандартных и внешних с привлечением целевых средств государства), обязаны уделять особое внимание изучению всех процессов, связанных с организацией межбюджетных взаимоотношений. Чёткое исполнение важнейших целевых показателей федеральных программ, освоение выделенных финансовых ресурсов, позволит не только обеспечить социально-экономическую эффективность конкретной программы, но и усилить материальную базу ЛПУ на долгосрочный период.

2.5. Основные риски при реализации государственных программ на примере программы «Повышение безопасности дорожного движения в 2006-2012годах»

Для руководителя бюджетного учреждения, имеющего многоканальную систему финансирования, всё чаще становится необходимым получение знаний в области современного риск-менеджмента. По нашим данным , полученным в соавторстве с Мартыновой Н.А., Джеджелава Е.И., Одинцовым В.А., Черноземовым В.Г., Красильниковым С.В. (2012), это связано с рядом трудностей, поскольку существуют различные классификации рисков, в большей степени затрагивающих сферу финансов и предпринимательства. Отсутствие понятий о рисках затрудняет практическую деятельность менеджеров и главных врачей бюджетных учреждений, несущих персональную ответственность в качестве распорядителя (получателя) бюджетных средств и прочих денежных поступлений. Управление крупным лечебно-профилактическим учреждением (ЛПУ) предполагает систематическое проведение квалифицированного анализа всех спектров работы учреждения, включая всесторонний финансовый анализ.

На практике, главный врач зачастую встречается с тем фактом, что при подписании годовой бухгалтерской отчётности возникают определенные трудности в составлении баланса (ф. 130) на предмет ликвидности, деловой активности, рентабельности, платежеспособности. Однако, это необходимо в связи с тем, что финансирование учреждений здравоохранения сейчас напрямую связано с выполнением объёма работ в соответствии с госзаданием, а значит с тарифами, ценами, внешним финансированием, финансовым результатом. Показатель, характеризующий финансовый результат, имеется в соответствующем разделе бюджетного баланса.

По нашим данным, полученным в соавторстве с Ласкиной Л.Ю., Джеджелава Е.И., Мартыновой Н.А. (2011г.) необходимо предложить использовать некоторые базовые понятия классификации риск-менеджмента для оценки одного из важных направлений деятельности учреждений здравоохранения регионального значения – это участие в долгосрочных федеральных целевых программах (ФЦП), имеющих инвестиционный характер.

В настоящее время это особенно актуально, так как Правительством РФ и Минфином России реализуется третий, заключительный этап бюджетной реформы, основной целью которой становится выявление эффективности бюджетных вложений, качественный аудит мероприятий на всём этапе государственного финансирования, тотальная проверка бюджетных средств на предмет целевого использования.

Предлагается рассмотреть программу «Повышение безопасности дорожного движения в 2006-2012годах», которая является комплексным документом, направленным для решения разноплановых задач для ряда министерств и ведомств, объединённых одной целью - сокращение количества лиц, погибших в результате дорожно-транспортных происшествий, сокращение количества дорожно-транспортных происшествий с пострадавшими.

Понятие риска закреплено в экономической литературе. В частности, М.В. Романовский (2007г.) определяет риск как вероятность неполучения ожидаемого дохода или получения финансовых потерь.

В предпринимательской деятельности широко используется классификация, основанная на традиционных в финансовом менеджменте видах деятельности, которые максимально приближенны к форматам бухгалтерской и прочей отчётности, являющейся обязательной при раскрытии информации о деятельности предприятий – это операционные, инвестиционные, финансовые риски.

Дадим краткую характеристику рисков применительно к деятельности лечебных учреждений.

Операционные риски принято отождествлять с производственными, связанными с производством продукции, товаров и услуг, с осуществлением любых видов производственной деятельности, в процессе которой предприятия сталкиваются с проблемами неадекватного использования сырья, роста себестоимости, увеличения потерь рабочего времени.

В случае оценки операционных рисков лечебных учреждений следует считать риски, связанные с нарушением работы ЛПУ по оказанию обязательной медицинской помощи по программе государственных гарантий – недостаток медикаментов, расходных материалов, питания, нехватка квалифицированных кадров, прочих ресурсов для обеспечения непрерывного лечебного процесса и т.д.

Финансовый риск возникает в процессе управления предприятием (организацией). Он связан с вероятностью потерь финансовых ресурсов (денежных средств). Как правило, финансовый риск связан с покупательной способностью денег (инфляцией) и возможностью невыполнения фирмой своих финансовых обязательств. Применительно к системе здравоохранения к финансовому риску можно отнести дефицит финансовых ресурсов из имеющихся источников финансирования и инфляционные процессы.

Понятие *инвестиционного риска* вытекает из сущности инвестиционной деятельности, связанной с приобретением и продажей капитальных вложений: земельных участков, зданий и иной недвижимости, оборудования, нематериальных активов и других внеоборотных активов, с осуществлением собственного строительства и т.д. Капитальные вложения – это инвестиции в основной капитал (основные средства), в том числе затраты на новое строительство, расширение, реконструкцию и техническое перевооружение действующих предприятий, приобретение машин, оборудования, инструмента, инвентаря, проектно-изыскательские работы и другие затраты.

Считается, что инвестиционный риск характеризует возможность финансовых потерь в процессе осуществления инвестиционной деятельности. В связи с высокой стоимостью капитальных вложений, инвестиционные риски возможно отнести к разряду существенных.

Большая часть государственных капитальных вложений реализуется через ФЦП, с помощью которых финансируется развитие отдельных отраслей и, что немаловажно, социальное развитие регионов. ФЦП составляют программную часть федеральной адресной целевой программы.

Вологодская областная больница №1, как участник программы по обеспечению безопасности дорожного движения, подвержена инвестиционному риску, так как средства, в основном направляются на оснащение медицинским оборудованием, медицинской аппаратурой и санитарным автотранспортом муниципальных медицинских учреждений здравоохранения, или на статью бюджетной классификации 310 «Увеличение стоимости основных средств».

Как правило, финансовые вливания в сферу здравоохранения, связанные с приобретением нового высокотехнологичного оборудования и переоборудованием ведущих лечебных учреждений производятся преимущественно за счёт средств федерального и региональных бюджетов. В этой связи риск непоступления денежных средств на эти цели низкий, поскольку соответствующие денежные средства утверждены бюджетной росписью, подтверждены законодательными актами.

В то же время имеется риск неосвоения этих средств по следующим причинам: неправильная оценка сметной стоимости, изменение технических условий в процессе действия договора, вероятность непоставки (недопоставки) оборудования, несоблюдение регламента, установленного Федеральным законом от 21.07.2005 N 94-ФЗ "О размещении заказов на поставки товаров, выполнение работ, оказание услуг для государственных и муниципальных нужд", коррупционной составляющей.

Владение теоретическими и практическими навыками риск-менеджмента необходимы для того, чтобы определить возможные финансовые потери вследствие какого-либо риска. Однако, помимо указанных в данном обзоре существующих видов рисков, для участников долгосрочных государственных программ мы предлагаем ввести риск, связанный с вероятным недостижением целевых показателей, указанных в паспорте программы, или риск социально-экономической эффективности.

Последним правительственным документом, регламентирующим полный цикл мероприятий по функционированию государственных программ от момента их создания до завершения, является Постановление правительства РФ от 2 августа 2010г. № 588 «Об утверждении порядка разработки, реализации и оценки эффективности государственных программ Российской Федерации». Обязательной составляющей госпрограмм является наличие показателей социально-экономической и бюджетной эффективности, которые имеют стоимостное значение. Очевидно, что в случае недостижения установленного паспортом программы результата будут предшествовать различные виды рисков, общая классификация которых приведена в данной статье.

Таким образом, чёткое представление о влиянии конкретных рисков на процессы, связанные с реализацией ФЦП, имеет как теоретическое, так и прикладное значение. По нашим данным, полученным в соавторстве с Ласкиной Л.Ю., Джеджелава Е.И., Мартыновой Н.А. (2011г.), влияние конкретных рисков на конечный результат проекта позволит принять своевременное решение для устранения негативных последствий. Неукоснительное исполнение важнейших целевых показателей федеральных программ, освоение выделенных финансовых ресурсов, позволит не только обеспечить социально-экономическую эффективность конкретной программы, но и усилить материальную базу ЛПУ на долгосрочный период.

Заключение

Состояние здравоохранения Вологодской области характеризуется стабильной работой, направленной на обеспечение конституционных гарантий по охране здоровья граждан. В течение 2005г.-2012гг. органы и учреждения здравоохранения области работали по выполнению задач, определенных Стратегией развития здравоохранения Вологодской области на период до 2020 года, принятой постановлением Правительства области № 2573 от 29 декабря 2008 года:

- Повышение эффективности функционирования системы здравоохранения;
- улучшение состояния здоровья детей и матерей;
- снижение смертности от управляемых причин и предупреждение распространения социально значимых заболеваний и других угрожающих жизни и здоровью состояний, обеспечение санитарно-эпидемиологического благополучия;
- повышение качества жизни на основе пропаганды здорового образа жизни и профилактики.

Лечебно-профилактическая помощь населению предоставляется пациентам в развитой сети медицинских учреждений. Данная сеть включает в себя: 586 фельдшерско-акушерских пунктов и 113 здравпунктов; 42 амбулатории; 4 больницы сестринского ухода; 42 участковые больницы; 10 районных больниц; 25 центральных районных больниц; 12 диспансеров; 17 поликлиник; 6 городских и 6 областных больниц, 2 самостоятельные станции службы скорой медицинской помощи.

Учитывая площадь Вологодской области, а также степень удаленности районных больниц от областного центра, большое значение в своевременности оказания специализированной медицинской помощи, особенно в условиях ЧС, играет служба санитарной авиации, которая функционирует в составе Вологодской областной больницы в виде отделения экстренной и плановой консультативной помощи. При необходимости персонал отделения осуществляет транспортировку больных из ЛПУ местного уровня в клиники и больницы федерального и областного уровня.

В течение последних лет проводилась работа по улучшению доступности первичной медико-санитарной помощи населению: повышение укомплектованности первичного звена и разукрупнение участков. В 2009 г. на базе помещений ГУЗ "Вологодская областная больница № 1" и МУЗ "Сокольская ЦРБ" организованы травмоцентры I и II уровней.

Несмотря на проведенную работу, система оказания стационарной медицинской помощи пострадавшим в результате ДТП все еще нуждается в улучшении, поэтому во многих субъектах РФ, и в том числе в Вологодской области реализуются необходимые мероприятия, в основу которых закладываются научно обоснованные принципы организации стационарной медицинской помощи пострадавшим.

В целях выбора адекватного алгоритма оказания медицинской помощи пострадавшим в результате ДТП, нами была проанализирована динамика количества дорожно-транспортных происшествий за период с 2004г. по 2012г. на территории Вологодской области.

Следует отметить, что количество ДТП за анализируемый период времени изменялось мало (2858 в 2004г. и 2989 в 2012г.), однако отмечено незначительное снижение данного показателя в 2008г. (2077), а затем его возрастание до 2447 в 2010г., и до 2849 в 2011г.

Что касается количества пострадавших в ДТП, то данный показатель за весь период наблюдения оставался практически на одном уровне, тем не менее, в 2009г. незначительно снизился до 2787 по сравнению с 2004г. (3767) - в 1,3 раза; в 2010г. вырос до 3098, в 2011г. - до 3667, а к 2012г. - до 3840.

Количество погибших в ДТП на дорогах Вологодской области уменьшилось с 218 в 2004г. до 123 в 2012г. (т.е. в 1,7 раза). Между количеством ДТП и количеством раненых и погибших в них существует тесная линейная корреляционная зависимость (R = 0,99).

Значимый скачок показателей числа пострадавших и погибших в результате ДТП в 2011г. обусловлен значительным сокращением штатов инспекторов дорожно-патрульной службы на 30% в период с 2009г. по 2011г.

Количество ДТП, зарегистрированное в г. Вологде за исследуемый период времени снизилось незначительно с 1056 случ./ год в 2004г. до до 944 в 2012г.

В среднем за пятилетний период в г. Вологде количество ДТП составило 840±182 случаев в год.

Среднее количество ДТП, регистрируемых в г.Череповце составило 752±75сл./год. Отмечено снижение динамики количества ДТП с 755 случаев в 2004г. до 621 в 2008г. (т.е. в 1,2 раза), затем данный показатель вырос до 779 в 2012г. Линия тренда с высокой степенью аппроксимации свидетельствует о дальнейшем предполагаемом снижении количества ДТП в г.Череповец.

Полученные нами данные свидетельствуют о четкой сезонной взаимосвязи между количеством ДТП и временем года. Динамика среднемесячного количества ДТП по сезонам за исследуемый период времени свидетельствует, что пик ДТП в Вологодской области приходится на июль-август (290±28 и 289±26 случаев соответственно). Очевидно, такая ситуация связана с возрастающей активностью автомобилистов в отпускной летний период.

Исключение циклической и трендовой составляющей позволило нам проанализировать график остатков случайной составляющей, анализ которого свидетельствует о его нормальном распределении. Другими словами, с 95% вероятностью можно говорить о том, что максимальный пик количества ДТП в Вологодской области будет приходиться ежегодно на июль месяц, минимальный на январь.

Следует отметить, что количество пострадавших в ДТП на дорогах Вологодской области за исследуемый период времени практически не изменилось (3767 - в 2004г. и 3840- в 2012г.).

Следует отметить значительное снижение количества пострадавших в ДТП в с 1367 в 2004г. до 871 в 2012г. (т.е. в 1,5 раза).

Среднее количество пострадавших за пятилетний период по г. Вологде составило 1133,6±151,9. Среднее количество пострадавших за исследуемый период времени составило по г. Череповцу 944±65,8.

В работе отмечено, что в структуре инвалидности доля детей с последствиями дорожно-транспортных травм составляет 2,4%. В совокупности это ведет к значительным экономическим потерям, ограничению трудового и мобилизационного потенциала страны, усугубляет неблагоприятные демографические тенденции.

Нами было выявлено, что количество ДТП с участием детей за исследуемый период времени изменялось разнонаправленно, однако, несмотря на проводимые в области мероприятия, возросло с 180 случаев в 2004г. до 461 случая в 2011г. (т.е. увеличилось за исследуемый период времени практически в 2,5 раза).

В среднем доля ДТП по детской неосторожности составляет по Вологодской области 35,0±10,3% от общего числа ДТП с участием детей.

В областном центре среднегодовое количество ДТП с участием детей уменьшилось за исследуемый период времени с 19,0 случаев в 2004г. до 17,0 в 2009г.; в том числе по детской неосторожности почти в 2 раза (с 9,0 в 2004г. до 5,0 в 2009г.).

В среднем ежемесячное количество ДТП с участием детей составляет по г. Вологда 21,0±1,0 случаев, в т.ч. по детской неосторожности 8,0±1,0 случаев.

Максимальное количество погибших в ДТП детей за исследуемый период времени в городах Вологодской области, в том числе по детской неосторожности зафиксировано в июле, августе и ноябре (в период школьных каникул).

В среднем доля погибших детей в ДТП по детской неосторожности составляет 29,3±7,2% от общего числа погибших детей в ДТП с их участием; в среднем ежемесячное количество погибших в ДТП детей составляет 1,0 человек.

Распределение детей, эвакуированных на этап специализированной медицинской помощи, по возрасту за период с 2004г. по 2010г. показало, что доля детей первых 3 лет жизни составила - 9,1%, доля детей дошкольников составляла 18,2%, доля детей от 8 до 12 лет - была наибольшей -34,6%.

Выполненный в рамках настоящего исследования анализ медико-санитарных последствий ДТП, произошедших на дорогах Вологодской области по вине нетрезвых водителей, показал, что за период с 2004г. по 2010г. количество подобных ДТП уменьшилось на 150 случаев (47,8%), количество раненых в них - на 182 (или на 42,3%), количество погибших на 43 (или на 55,1%).

Следует отметить, что количество ДТП, которые произошли по вине нетрезвых водителей, снизилось за исследуемый период времени с 314 в 2004г. до 164 в 2010г. (т.е. практически в 2 раза). Количество ДТП по вине нетрезвых водителей за исследуемый период имеет тенденцию к снижению (коэффициент аппроксимации полиномиальной линией тренда составил R = 0,99).

В среднем за весь период наблюдения в Вологодской области, зарегистрировано 244±27 ДТП, произошедших по вине нетрезвых водителей, раненых - 357±39, погибших - 50±8.

Для изучения результатов лечения пострадавших в ДТП, получивших лечение в областной больнице № 1 г. Вологды за период с 2004г. по 2008г., нами проанализированы специально разработанные «Карты пострадавшего в ДТП»; всего было изучено и проанализировано более 4-х тысяч карт.

Проведенный анализ позволил оценить степень тяжести повреждений у пострадавших в дорожно-транспортных происшествиях. Анализ дорожно-транспортных травм показал, что более половины (58,4 %) пострадавших имели поражения тяжелой степени. Из общего числа пострадавших подавляющее большинство (84,2 %) имели повреждения легкой степени тяжести. На долю крайне тяжелых поражений пришлось 2,6 %.

Анализ состава госпитализированных в стационар, пострадавших в результате ДТП, показал, что наибольшую долю (42,2 %) госпитализированных в результате ДТП составили водители, 31,8 % - пассажиры, 26,0 % - пешеходы.

Было выявлено, что 88,9 % водителей и 83,3 % пассажиров, пострадавших в результате дорожно-транспортных происшествий, не были пристегнуты ремнями безопасности.

Распределение пострадавших в ДТП по локализации поражений показало, что в 26,6 % случаев была травмирована голова, в 12,3% случаев живот, таз и поясничный отдел позвоночника, в 7% - шея.

Наиболее частой локализацией травм у водителей является голова (в 58,8%), среди пассажиров - травмы грудной клетки (34%), среди пешеходов -травмы нижних конечностей (57%). Однако достоверных различий в частоте травм различной локализации у разных категорий пострадавших выявить не удалось.

Среди пострадавших в ДТП наиболее частыми являются сочетанные травмы. Наиболее частой патологией являются переломы (98%).

Следует отметить, что в 53,8 % случаев машина скорой помощи прибывала на место происшествия спустя 30 минут после вызова, в 23,1 % скорая приезжала через 15 минут, в таком же проценте случаев - ее приходилось ждать дольше получаса.

Наибольшая общая продолжительность лечения в стационаре наблюдалась у пассажиров -13,3 дня. Однако наиболее длительно в отделении реанимации находились водители (6,3 дня), что можно объяснить более тяжелым характером повреждений (у водителей преобладают травмы головы)-$P < 0{,}01$.

Анализ исходов лечения показал, что в большинстве случаев (56,4 %) произошло выздоровление пациента; в 33,9 % случаев последствия ДТП привели к инвалидности пострадавшего, в 9,7 % -констатирован летальный исход.

В 2009г. на базе ВОБ №1 организован травмоцентр первого уровня, куда госпитализируются пострадавшие при ДТП тяжелой степени г. Вологды и Вологодского района, а также травмированные пациенты средней, тяжелой степеней из других районов области.

В травмоцентр I уровня госпитализируются пострадавшие с сочетанными повреждениями, в том числе доставленные с места ДТП, с травмами любой тяжести и локализации, пострадавшие, переводимые из травмоцентров II и III уровней, а также больные для этапного хирургического лечения последствий травм, полученных в ДТП.

Наряду с оказанием медицинской помощи пострадавшим травмоцентр I уровня обеспечивает круглосуточную консультативную помощь медицинским организациям, расположенным в зоне его ответственности по вопросам лечения пострадавших с сочетанными, множественными и изолированными травмами, сопровождающимися шоком, а также по внедрению в клиническую практику новых лечебно-диагностических технологий.

Основные потоки пострадавших средней и тяжелой степеней тяжести с учетом вновь созданного ТЦ, нами предложено распределить следующим образом:

С места ДТП бригадой скорой медицинской помощи пострадавшие доставляются в ближайшее ЛПУ. При необходимости оказания специализированной медицинской помощи, с учетом тяжести состояния пострадавшего в ЛПУ вызывается специализированная бригада ОЭКМП (санавиация). Из отдаленных районов Вологодской области автотранспортом производится эвакуация пациентов, находящихся в тяжелом состоянии, в центральные ЛПУ, если эвакуация другим видом транспорта невозможна. Используются вертолеты МИ-2 и МИ-8, самолет ЯК -40.

В результате такого подхода достигается приближение высокопрофессиональной специализированной медицинской помощи к месту ДТП во временной интервал равный одному часу.

Анализ результатов лечения пациентов в травмоцентре 1 -го уровня показал, что более половины (58,4 %) пострадавших имели поражения тяжелой степени, подавляющее большинство (84,2 %) имели повреждения легкой степени тяжести. На долю крайне тяжелых поражений пришлось 2,6 %.

Анализ состава госпитализированных в стационар, пострадавших в результате ДТП, показал, что наибольшую долю (41,9 %) госпитализированных в результате ДТП составили водители, 27,9 % - пассажиры, 25,6 % - пешеходы, 4,7 % -другие категории граждан.

Практически половина пострадавших (48,8 %) была доставлена в больницу попутным транспортом. Около трети (30,2 %) госпитализированы машиной скорой помощи, 11,6%- добрались до стационара самостоятельно.

Следует отметить, что с момента открытия травмацентра в 2010г. и 2011г. случаев с летальным исходом зарегистрировано не было, а в 2012г. он составил 1,1%. Уровень летальности по травматологическому отделению снизился с 2,8% в 2004г. до 1,1% в 2012г. (т.е. в 2,5 раза).

Анализ исходов лечения пострадавших в ДТП в условиях травмацентра показал, что в большинстве случаев (58,1 %) произошло выздоровление пациента; в 20,9 % случаев последствия ДТП привели к инвалидности пострадавшего.

Такие результаты достигнуты постоянной готовностью отделений нейрохирургии, реанимации и травматологии травмацентра 1 -го уровня.

Финансирование программы на территории Вологодской области производится в соответствии с постановлением правительства Вологодской области от 09 сентября 2008г. №177 «О долгосрочной целевой программе «Повышение безопасности дорожного движения в 2006-2012годах».

Ключевым организационным мероприятием ФЦП, курируемым Департаментом здравоохранения Вологодской области, является создание травматологического центра первого уровня, организованного на базе ГУЗ «Вологодская областная больница №1». Принципиальным условием создания данного центра именно на базе ЛПУ областного подчинения, входящего в структуру субъекта Российской Федерации, является выполнение условия второго этапа бюджетной реформы, а именно четкое разграничение полномочий публично-правовых образований на федеральном, региональном и местном уровне по формированию расходов бюджетов.

Таким образом, основная тяжесть лечебных мероприятий, их финансирование, приходится на ЛПУ, относящиеся к учреждениям второго этапа оказания медицинской помощи. Следует признать, что инфраструктура и материально-техническая база центральных районных (городских) больниц недостаточна для оказания квалифицированной помощи больным с сочетанными, множественными травмами. Анализ рентгенологического оборудования, имеющегося на сегодня в Грязовецкой ЦГБ, Сямженской ЦРБ, Верховажской ЦРБ показал, что на балансе этих больниц числятся рентгенологические установки, приобретённые в период с 1986 по 2002 год со 100% износом. Только Сокольская ЦРБ оснащена рентгено-диагностическим оборудованием, приобретённым в период с 2005 по 2009 годы.

Переоснащение этих лечебных учреждений возможно при наличии достаточных денежных средств в соответствующих органах местного самоуправления, испытывающих в настоящее время бюджетный дефицит. Очевидно, что больницам этого уровня невозможно реализовать медицинскую помощь при сложных ДТП без дополнительного финансирования из других источников, в том числе государственных программ.

В результате развёртывания крупного травмацентра на базе многопрофильного учреждения областного подчинения, финансовые потоки распределятся в пользу Вологодской областной больницы, где пациенты будут гарантированно обеспечены квалифицированной медицинской помощью на всех этапах лечения. Кроме того, органами Росфиннадзора, Минздравсоцразвития и непосредственно департаментом здравоохранения Вологодской области на постоянной основе предполагается обеспечение контроля за целевым использованием денежных средств федерального бюджета, полученные из регионального фонда софинансирования социальных расходов (РФССР).

Финансирование расходов, контролируемых департаментом здравоохранения Вологодской области, включает следующие мероприятия:

- за счёт РФССР: оснащение медицинским оборудованием, медицинской аппаратурой и санитарным автотранспортом муниципальных медицинских учреждений здравоохранения;

- непосредственно за счёт областного бюджета: дооснащение травматологического отделения ГУЗ «Вологодская областная больница №1 современной диагностической, анестезиологической, реаниматологической аппаратурой и реанимобилями отделения экстренной и планово-консультативной медицинской помощи; дооснащение областного центра медицины катастроф компьютерной техникой для осуществления мониторинга оказания медицинской помощи пострадавшим в ДТП.

Таким образом, направление расходов Программы в основном связано со статьёй бюджетной классификации 310 «Увеличение стоимости основных средств», что указывает на её инвестиционный характер.

Вологодская областная больница №1, как участник программы по обеспечению безопасности дорожного движения, подвержена инвестиционному риску, так как средства, в основном направляются на оснащение медицинским оборудованием, медицинской аппаратурой и санитарным автотранспортом муниципальных медицинских учреждений здравоохранения, или на статью бюджетной классификации 310 «Увеличение стоимости основных средств».

Владение теоретическими и практическими навыками риск-менеджмента необходимы для того, чтобы определить возможные финансовые потери вследствие какого-либо риска. Однако, помимо существующих видов рисков, для участников долгосрочных государственных программ мы предлагаем ввести риск, связанный с вероятным недостижением целевых показателей, указанных в паспорте программы, или риск социально-экономической эффективности.

Последним правительственным документом, регламентирующим полный цикл мероприятий по функционированию государственных программ от момента их создания до завершения, является Постановление правительства РФ от 2 августа 2010г. № 588 «Об утверждении порядка разработки, реализации и оценки эффективности государственных программ Российской Федерации». Обязательной составляющей госпрограмм является наличие показателей социально-экономической и бюджетной эффективности, которые имеют стоимостное значение. Очевидно, что в случае недостижения установленного паспортом программы результата будут предшествовать различные виды рисков, общая классификация которых приведена в данной статье.

Таким образом, чёткое представление о влиянии конкретных рисков на процессы, связанные с реализацией ФЦП, имеет как теоретическое, так и прикладное значение. Влияние конкретных рисков на конечный результат проекта позволит принять своевременное решение для устранения негативных последствий. Неукоснительное исполнение важнейших целевых показателей федеральных программ, освоение выделенных финансовых ресурсов, позволит не только обеспечить социально-экономическую эффективность конкретной программы, но и усилить материальную базу ЛПУ на долгосрочный период.

Нами было проведено социологическое исследование пациентов, которые получили травму при ДТП, и проходили лечение в ТЦ первого уровня. Всего в социологическом опросе приняло участие 440 человек, 72,4% мужчин и 27,6% женщин.

Следует отметить, что подавляющая доля пациентов (45%) получила дорожно-транспортную травму на улице города; 41% пациентов получили травму на трассе, 14% пациентов указали другие места.

На вопрос: «В какое время суток получена травма?», ответы пациентов распределились следующим образом: 48,0% пациентов были травмированы днем, 28% пациентов получили травму вечером, 17% пациентов - ночью и только 7% пациентов пострадали в ДТП утром.

Следует отметить, что 31% пациентов пострадали в ДТП в понедельник, по 17,2% - во вторник и среду, 13,8% - в воскресенье, по 10,4% - в четверг и субботу. Кроме того, подавляющая доля пациентов отметила, что пострадала в ДТП в осенний период (38%), летом пострадала немногим меньшая доля пациентов (34,4%), равные доли пациентов оказались пострадавшими при ДТП в весенне-зимний период (по 13,8%).

На вопрос: «Кто оказывал Вам первую медицинскую помощь?», ответы респондентов распределились следующим образом: по 4% случаев первую медицинскую помощь пострадавшим в ДТП оказал водитель транспортного средства, или родственник, в 7% случаев - пассажир, подавляющему большинству пострадавших медицинскую помощь оказывал врач (85%).

Также пациентами травмацентра было отмечено, что в 69% случаев медицинская помощь была им оказана в течение получаса после ДТП, в 14% случаев - по прошествии 1 часа, в 17% случаев - в первые минуты после ДТП.

Кроме того, 93% пострадавших отметили, что были доставлены в травмацентр машиной скорой помощи, и только 7% пострадавших были доставлены службой санитарной авиации.

На вопрос: »Употребляли ли Вы алкоголь?», 85,7% пациентов ответили отрицательно, и 17,9% пациентов признали употребление алкоголя.

Большинству пациентов (82,1%) было известно о том, что в г.Вологде функционирует травмацентр для оказания помощи пострадавшим в ДТП, и только 17,9% пациентов не знали об этом.

Распределение ответов пациентов относительно удовлетворенности качеством медицинских услуг, предоставляемых в травмацентре, показало, что все (100%) пациенты были абсолютно удовлетворены качеством медицинских услуг, а также условиями пребывания в стационаре.

Таким образом, основополагающим в работе ТЦ является принцип «врач - к больному», когда все необходимые лечебно-диагностические мероприятия выполняются в одном структурном подразделении и в кратчайшие сроки. Созданная структура позволяет обеспечить проведение лечебно-диагностических мероприятий в условиях ТЦ в полном объеме.

Нами доказана эффективность функционирования травматологического центра, сформированного на базе многопрофильной больницы. В то же время анализ проведенной работы определяет резервные возможности организационных мероприятий по улучшению качества оказания помощи пострадавшим с тяжёлой сочетанной травмой. На наш взгляд, перспективными направлениями решения данной проблемы являются:

- определение и строгое соблюдение единой тактики лечебно-диагностических мероприятий на этапах оказания помощи пострадавшим с тяжёлой сочетанной травмой;

- клинически обоснованное расширение показаний для более ранней транспортировки пострадавших с сочетанной травмой из районных больниц в травмоцентры многопрофильных лечебных учреждений;

-решение вопроса укомплектованности врачебными кадрами анестезиологических бригад скорой медицинской помощи;

- оптимизация работы выездных хирургических бригад для оказания квалифицированной помощи пострадавшим с сочетанной травмой в условиях районных больниц с целью улучшения качества оказываемой помощи и более ранней транспортировки больных в травмоцентр.

СПИСОК ИСТОЧНИКОВ

1. Авербах Л. Г. Об оказании медицинской помощи лицам, пострадавшим в результате ДТП, и частно-государственном партнерстве / Л. Г. Авербах // Менеджер здравоохранения. – 2009. – № 7. – С. 32–37.
2. Алексеева В. М. Характеристика пострадавших в дорожно-транспортных происшествиях (на примере города Грозного) / В. М. Алексеева, М. С. Микерова, З. В. Темишев // Проблемы упр. здравоохранением. – 2009. – № 3. – С. 60–65.
3. Алкоголизм на дорогах как угроза снижения качества жизни населения [Электронный ресурс] / Е. И. Джеджелава [и др.] // Современное искусство медицины. – 2012. – № 1 (3). – С. 50. – URL: http://art-medicine.ru/arhiv/arh1/dekabr_2012/58/
4. Артамошина М. П. О некоторых аспектах рисков поведения участников дорожного движения / М. П. Артамошина, А. Г. Роговина, Д. К. Белявская // Менеджер здравоохранения. – 2009. – № 3. – С. 34–37.
5. Артамошина М. П. Показатели смертности и летальности при дорожно-транспортном травматизме как самостоятельные понятия и факторы, влияющие на их величину / М. П. Артамошина // Медицина катастроф. – 2008. – № 2. – С. 38–40.
6. Артамошина М. П. Формирование стереотипа поведения на дороге у детей / М. П. Артамошина // Актуальные вопросы психогигиены и охраны психического здоровья детей и подростков : материалы Всерос. науч.-практ. конф. с междунар. участием, 24–25 окт. 2007 г. – М., 2007. – С. 35–36.
7. Всемирный доклад о предупреждении дорожно-транспортного травматизма. – М., 2008. – 280 с.
8. Гончаров С. Ф. Виды медицинской помощи пострадавшим в чрезвычайных ситуациях, при дорожно-транспортных и других происшествиях / С. Ф. Гончаров, В. В. Рябинкин, Е. П. Макаров // Медицина катастроф. – 2008. – № 2. – С. 5–7.

9. Горяинов М. И. Организационные, правовые и экономические аспекты оказания стационарной медицинской помощи пострадавшим в дорожно-транспортных происшествиях : автореф. дис. .. канд. экон. наук / М. И. Горяинов. – СПб., 2009. – 17 с.
10. Группы риска смертности от дорожно-транспортного травматизма в России / В. Н. Боровков [и др.] // Тенденции развития травматизма: организационные и клинические подходы и решения. – М., 2007. – С. 35–36.
11. Дадашев А. З. Бюджетный механизм развития инвестиционных процессов: региональный аспект / А. З. Дадашев, А. Б. Басс // Финансовый вестник: финансы, налоги, страхование, бухгалтерский учёт. – 2010. – № 3. – С. 3–9.
12. Дежурный Л. И. Научное обоснование и разработка системы медико-организационных мероприятий первой помощи при травмах и неотложных состояниях на догоспитальном этапе : дис. ... д-ра мед. наук / Л. И. Дежурный. – М., 2006. – 288 с.
13. Дежурный Л. И. Основные принципы создания системы первой помощи в Российской Федерации / Л. И. Дежурный, Б. Ц. Ганжурова, В. И. Назаров // Проблемы упр. здравоохранением. – 2008. – № 3. – С. 5–8.
14. Дежурный Л. И. Первая помощь (Организация, обучение, оснащение) / Л. И. Дежурный. – Воронеж : Полиграф, 2006. – 120 с.
15. Дежурный Л. И. Факторы, определяющие оказание первой помощи пострадавшим в ДТП водителями транспортных средств / Л. И. Дежурный, А. М. Халмуратов, К. И. Лысенко // Проблемы упр. здравоохранением. 2009. – № 1. – С. 81–85.
16. Детский дорожно-транспортный травматизм в Московском регионе / В. М. Розинов [и др.] // Актуальные вопросы детской травматологии и ортопедии : материалы совещания главных детских ортопедов-травматологов России, Светлогорск, 29–30 мая 2002 г. – СПб., 2002. – С. 33–34.
17. Дорожно-транспортные происшествия в России (2006 г.). Обобщенные сведения. – М., 2007. – 21 с.

18. Дорожно-транспортный травматизм – национальная программа : рекомендации общественных слушаний от 25 июня 2009 г. // Здравоохранение. – 2009. – № 10. – С. 73–85.

19. Дорожно-транспортный травматизм как национальная программа // Менеджер здравоохранения. – 2009. – № 8. – С. 26–28.

20. Дорожно-транспортный травматизм. Алгоритмы и стандарты оказания скорой медицинской помощи пострадавшим вследствие ДТП (догоспитальный этап) / С. Ф. Багненко [и др.]. – СПб. : Нев. диалект, 2006. – 320 с.

21. Евдокимов Е. А. Дорожно-транспортный травматизм и неотложная медицина / Е. А. Евдокимов // Анестезиология и реаниматология. – 2007. – № 4. – С. 4–6.

22. Зуев С. Г. Нозологическая структура летальности при сочетанной травме / С. Г. Зуев, А. Г. Кузьмин, В. И. Игнатюк // Сборник тезисов IX съезда травматологов-ортопедов, 15–17 сент. 2010 г. – Саратов, 2010. – Т. I. – С. 36–37.

23. Зуев С. Г. Сочетанная и множественная травма. Лечебная тактика / С. Г. Зуев, А. Г. Кузьмин, А. В. Кочнев // Повреждения при дорожно-транспортных происшествиях и их последствиях: нерешенные вопросы, ошибки и осложнения : сб. тез. II Моск. междунар. конгресса травматологов и ортопедов, 24–25 марта 2011 г. – Москва, 2011. – С. 264.

24. Зуев С. Г. Сочетанная и множественная травма. Лечебная тактика / С. Г. Зуев, А. Г. Кузьмин // Вестн. Рос. воен.-мед. акад. – 2011. – Прил. № 1 (33). – С. 360–361.

25. Зуев С. Г. Структура госпитальной летальности при шокогенной травме / С. Г. Зуев, А. Г. Кузьмин, Я. А. Савин // Скорая медицинская помощь–2013 : сб. тез. Всерос. науч.-практ. конф. – СПб. : Изд-во СПбГМУ, 2013. – С. 68–69.

26. Зуев С. Г. Структурная характеристика летальных исходов пострадавших в дорожно-транспортных происшествиях / С. Г. Зуев, А. Г. Кузьмин, Л. З.

Подойницын // Сборник материалов Всероссийской научно-практической конференции, 19–20 окт. 2009 г. – М., 2009. – С. 126–127.

27. Игнатюк В. И. Повреждение грудной клетки у больных с политравмой / В. И. Игнатюк А. Г. Кузьмин, А. В. Кочнев // Вестн. Рос. воен.-мед. акад. – 2011. – Прил. № 1 (33). – С. 361.
28. Информационно-образовательный портал «Ликвидация последствий ДТП». – URL: http://www.dtprescue.ru/34998.html (28.10.2013)
29. Информационно-справочные системы в подготовке врача клинико-диагностической лаборатории / О. Н. Старцева [и др.] // Клин. лаб. диагностика. – 1999. – № 19. – С. 9–10.
30. Использование информационных технологий в логистике диагностических услуг / Н. А. Мартынова [и др.] // Биомедицинская техника и технологии : материалы междунар. науч.-техн. конф. – Вологда, 2011. – С. 79–84.
31. Камаев И. А. Направления совершенствования мониторинга травматизма и смертности вследствие дорожно-транспортных происшествий / И. А. Камаев, А. Л. Хлапов, М. Н. Гриб // Общественное здоровье и здравоохранение. – 2009. – № 2. – С. 8–12.
32. Карякина О. Е. Применение информационной системы поддержки принятия решений врача в клинической практике / О. Е. Карякина, А. Г. Кузьмин, Н. А. Мартынова // Приоритетные направления развития науки и технологий : доклады IX Всерос. науч.-техн. конф. – Тула, 2011. – С. 146–147.
33. Кипарисов В. Б. Характеристика первичной инвалидности вследствие травм в г. Москве / В. Б. Кипарисов // Мед.-соц. экспертиза и реабилитация. – 2006. – № 2. – С. 13–16.
34. Ковалевский С. С. Создание систем мониторинга реализации Федеральных целевых программ / С. С. Ковалевский, В. В. Кульба. – М. : Синтег, 2006. – 140 с.
35. Костомарова Л. Г. О повышении качества медицинского обеспечения пострадавших с травмой на догоспитальном этапе / Л. Г. Костомарова, Л.

Л. Стажадзе, Е. А. Спиридонова // Анестезиология и реаниматология. – 2003. – № 3. – С. 69–70.

36. Кочнев А. В. Лечение повреждений грудной клетки у пациентов с политравмой / А. В. Кочнев, А. Г. Кузьмин, В. И. Игнатюк // Повреждения при дорожно-транспортных происшествиях и их последствиях: нерешенные вопросы, ошибки и осложнения : сб. тез. II Моск. междунар. конгресса травматологов и ортопедов, 24–25 марта 2011 г. – М., 2011. – С. 268.

37. Кочнев А. В. Политравма. Лечебная тактика при переломах костей таза / А. В. Кочнев, А. Г. Кузьмин, В. И. Игнатюк // Вестн. Рос. воен.-мед. акад. – 2011. – Прил. № 1 (33). – С. 361–362.

38. Кузьмин А. Г. Анализ автодорожного травматизма в Вологодской области за период с 2004 г. по 2008 г. / А. Г. Кузьмин, Н. И. Вишняков, Н. А. Мартынова // Общественное здоровье и здравоохранение. – 2011. – № 4. – С. 9–14.

39. Кузьмин А. Г. Анализ исходов дорожно-транспортных происшествий с участием детей / А. Г. Кузьмин, Н. И. Вишняков, Н. А. Мартынова // Казан. мед. журн. – 2011. – Т. 92, № 4. – С. 599–602.

40. Кузьмин А. Г. Государственные целевые программы в бюджетном устройстве Российской Федерации / А. Г. Кузьмин, Е. И. Джеджелава, Н. И. Вишняков, Н. А. Мартынова // Здравоохранение Рос. Федерации. – 2012. – № 5. – С. 48–51.

41. Кузьмин А. Г. Диагностические возможности спиральной компьютерной томографии при сочетанных травмах / А. Г. Кузьмин, С. В. Барин, А. В. Тарабанов // Биомедицинская техника и технологии : материалы междунар. науч.-техн. конф. – Вологда, 2011. – С. 78–79.

42. Кузьмин А. Г. Дорожно-транспортные происшествия в городах и муниципальных образованиях Вологодской области / А. Г. Кузьмин // Актуальные вопросы хирургии и травматологии на Европейском Севере

России : сб. науч. тр. к 100-летию со дня рождения заслуж. деят. науки, проф. С. И. Елизаровского. – Архангельск, 2010. – С. 220–223.

43. Кузьмин А. Г. Дорожно-транспортный травматизм как национальная проблема / А. Г. Кузьмин // Экология человека. – 2011. – № 3. – С. 44–49.

44. Кузьмин А. Г. Интеграция в практику медицинских учреждений Вологодской области федеральной целевой программы «Повышение безопасности дорожного движения в 2006–2012 годах» / А. Г. Кузьмин, Е. И. Джеджелава, Н. И. Вишняков, Н. А. Мартынова // Казан. мед. журн. – 2011. – Т. 92, № 2. – С. 267–269.

45. Кузьмин А. Г. Использование современных методов лечения и новых медицинских технологий в Вологодской областной больнице № 1 / А. Г. Кузьмин, А. В. Амбурцев // Биомедицинская техника и технологии : первая всерос. науч.-техн. конф., 31 мая–2 июня 2006 г. – Вологда, 2006. – С. 4–8.

46. Кузьмин А. Г. Историческая справка. Государственное учреждение здравоохранения «Вологодская областная больница № 1» – год образования 1951 / А. Г. Кузьмин, А. В. Амбурцев // Сборник научно-практических трудов врачей Вологодской области. – Вологда, 2011. – С. 3–8.

47. Кузьмин А. Г. Лечебно-диагностические аспекты оказания помощи пострадавшим в дорожно-транспортных происшествиях / А. Г. Кузьмин, С. Г. Зуев, А. В. Кочнев // Сборник материалов Всероссийской научно-практической конференции, 19–20 окт. 2009 г. – М., 2009. – С. 51–52.

48. Кузьмин А. Г. Лечебно-экономические аспекты работы травматологического центра / А. Г. Кузьмин, С. Г. Зуев // Сборник тезисов IX съезда травматологов-ортопедов, 15–17 сент. 2010 г. – Саратов, 2010. – Т. I. – С. 43–44.

49. Кузьмин А. Г. Организация комплексного лечения пострадавших с тяжелой сочетанной и множественной травмой / А. Г. Кузьмин, С. Г. Зуев // Главврач. – 2010. – № 8. – С. 33–38.

50. Кузьмин А. Г. Перспективы развития интервенционной радиологии / А. Г. Кузьмин, Н. П. Андрушкевич // Биомедицинская техника и технологии : первая всерос. науч.-техн. конф., 31 мая–2 июня 2006 г. – Вологда, 2006. – С. 31–33.
51. Кузьмин А. Г. Планирование инженерно-технического обеспечения лечебных учреждений / А. Г. Кузьмин, Н. П. Андрушкевич, А. В. Амбурцев // Биомедицинская техника и технологии : первая всерос. науч.-техн. конф., 31 мая–2 июня 2006 г. – Вологда, 2006. – С. 33–36.
52. Кузьмин А. Г. Политравма. Спиральная компьютерная томография. Диагностические возможности / А. Г. Кузьмин, С. В. Барин, А. В. Тарабанов // Вестн. Рос. воен.-мед. акад. – 2011. – Прил. № 1 (33). – С. 362–363.
53. Кузьмин А. Г. Политравма. Тяжелая сочетанная травма. Госпитальный этап / А. Г. Кузьмин, С. Г. Зуев // Вестн. Рос. воен.-мед. акад. – 2011. – Прил. № 1 (33). – С. 362.
54. Кузьмин А. Г. Проблемы дорожно-транспортного травматизма в РФ / А. Г. Кузьмин // Биомедицинская техника и технологии : материалы междунар. науч.-техн. конф. – Вологда, 2011. – С. 6–13.
55. Кузьмин А. Г. Проблемы оснащения лечебных учреждений РФ современным медицинским оборудованием / А. Г. Кузьмин, Т. А. Ермолина, О. Е. Травникова // Экология человека. – 2006. – Прил. № 4/2. – С. 164–167.
56. Кузьмин А. Г. Развитие системы морального стимулирования и поощрения труда в Вологодской областной больнице № 1 / А. Г. Кузьмин, А. В. Амбурцев // Биомедицинская техника и технологии : первая всерос. науч.-техн. конф., 31 мая–2 июня 2006 г. – Вологда, 2006. – С. 4.
57. Кузьмин А. Г. Травматологический центр. Лечебно-экономические аспекты / А. Г. Кузьмин, С. Г. Зуев, А. В. Кочнев // Повреждения при дорожно-транспортных происшествиях и их последствиях: нерешенные

вопросы, ошибки и осложнения : сб. тез. II Моск. междунар. конгресса травматологов и ортопедов, 24–25 марта 2011 г. – Москва, 2011. – С. 267.

58. Кузьмин А. Г. Характеристика личностного потенциала медицинского персонала регионального ЛПУ / А. Г. Кузьмин, Н. И. Вишняков, Н. А. Мартынова // Экология человека. – 2007. – № 8. – С. 52–56.

59. Кузьмин А. Г. Этапы комплексного лечения пострадавших с сочетанной и множественной травмой / А. Г. Кузьмин // Сборник научно-практических трудов врачей Вологодской области. – Вологда, 2011. – С. 208–212.

60. Кучеренко В. З. Проблемы управления рисками в здравоохранении / В. З. Кучеренко // Проблемы упр. здравоохранением. – 2001. – № 1. – С. 39–43.

61. Луков В. А. Ребенок на дороге: социологическое исследование социальных последствий детского травматизма в результате дорожно-транспортных происшествий / В. А. Луков, Л. А. Пошин. – М., 1998. – 128 с.

62. Лысенко Г. Я. Проблемы оказания первой помощи пострадавшим в дорожно-транспортном происшествии / Г. Я. Лысенко, Л. И. Дежурный, Д. И. Батурин // Здравоохранение Рос. Федерации. –2010. – № 3. – С. 32–35.

63. Медико-социальные особенности госпитализированных в травматологическое отделение / В. Н. Боровков [и др.] // Проблемы соц. гигиены, здравоохранения и истории медицины. – 2009. – № 2. – С. 19–21.

64. Медицинские проблемы установления наличия алкогольного опьянения как фактора риска дорожно-транспортных происшествий у водителей транспортных средств / Л. В. Борисенко [и др.] // Медицина катастроф. – 2008. – № 2. – С. 41–43.

65. Невзоров Н. М. Дорожно-транспортная травма в г. Вологде. Анализ одногодичного наблюдения и организационные вопросы догоспитального этапа / Н. М. Невзоров, Т. Г. Разова, Ю. Н. Маркевич // Врач скорой помощи. – 2008. – № 8. – С. 48–56.

66. Новая модель организации специализированной медицинской помощи детям, пострадавшим в дорожно-транспортных происшествиях

/ С. Ф. Гончаров [и др.] // Неотложная медицина в мегаполисе : программа, тез. докл. 2-го Междунар. форума, Москва, 20-21 апр. 2006 г. – М., 2006. – С. 43–44.

67. Новые подходы к логистике диагностических услуг / Н. А. Мартынова [и др.] // Вестник новых мед. технологий. – 2012. – № 3. – С. 26–29.
68. Организационно-экономический механизм деятельности бюджетных и автономных учреждений здравоохранения, предоставляющих населению скорую и социально-значимые виды медицинской помощи : монография / А. Г. Кузьмин [и др.]. – Вологда : Вологод. гос. техн. ун-т, 2012. – 123 с.
69. Организация неотложной специализированной хирургической помощи населению в чрезвычайных ситуациях / В.И. Хрупкий // Медицина катастроф, скорая и неотложная помощь и экстремальная медицина : материалы науч.-практ. конф., 18–19 апр. 2000 г. – М., 2000. – С 162–165.
70. Организация обучения правилам оказания первой помощи / Л. И. Дежурный [и др.] // Менеджер здравоохранения. – 2009. – № 7. – С. 26–30.
71. Организация специализированной медицинской помощи детям, пострадавшим в дорожно-транспортных происшествиях на территории Московской области / С. П. Суворов [и др.] // Анестезиология и реаниматология. – 2009. – № 1. – С. 34–37.
72. Основные риски при реализации государственных программ на примере программы «Повышение безопасности дорожного движения в 2006–2012 годах» [Электронный ресурс] / Л. Ю. Ласкина [и др.] // Экономика и экол. менеджмент : электронный журнал. – 2011. – № 1 (март). – URL: http://economics.open-mechanics.com
73. Пахомова Н. П. Анализ медицинской помощи пострадавшим при дорожно-транспортных происшествиях на догоспитальном и раннем госпитальном этапах / Н. П. Пахомова, В. Г. Троицкий, С. С. Сальников // Скорая мед. помощь. – 2001. – № 3. – С. 47–48.
74. Пащук А. Ю. Первая медицинская помощь при автодорожных травмах / А. Ю. Пащук, М. И. Быстрицкий. – М. : Медицина, 1986. – 30 с.

75. Петров Г. М. Система безопасности дорожного движения как фактор сохранения жизни и здоровья граждан / Г. М. Петров // Предупреждение дорожно-транспортного травматизма среди детей и пешеходов : материалы науч.-практ. конф., Сочи, 24-25 мая 2000 г. – М., 2000. – С. 41–47.

76. Петровский А. С. Научное обоснование организационно-экономического направления деятельности МСЧ : автореф. дис. … канд. мед. наук / А. С. Петровский. – М., 2002. – 25 с.

77. Пивень Д. В. К вопросу о развитии частно-государственного партнерства в системе оказания скорой медицинской помощи и не только… / Д. В. Пивень, С. М. Горбачева // Менеджер здравоохранения. – 2009. – № 7. – С. 38–41.

78. Поцелуев П. А. Социально-экономические методы оценки ущерба от дорожно-транспортных происшествий в механизме обеспечения экономической безопасности России : автореф. дис. … канд. экон. наук / П. А. Поцелуев. – М., 2009. – 22 с.

79. Принципы оказания скорой помощи пострадавшим в дорожно-транспортных происшествиях на этапах эвакуации в условиях мегаполиса / С. Ф. Багненко [и др.] // Вестн. хирургии им. И.И. Грекова. – 2009. – № 4. – С. 92–96.

80. Пути сокращения времени доставки в стационар пострадавших при ДТП в условиях мегаполиса / Ю. Б. Шапот [и др.] // Травматология и ортопедия России. – 2007. – № 3, Прил. – С. 77.

81. Роль и место государственных целевых программ в бюджетном устройстве РФ [Электронный ресурс] / Л. Ю. Ласкина [и др.] // Экономика и экол. менеджмент : электронный журнал. – 2011. – № 2 (нояб.). – URL: http://economics.open-mechanics.com

82. Романов В. А. Понятие рисков и их классификация как основной элемент теории рисков / В. А. Романов // Инвестиции в России. – 2000. – № 12. – С. 41–43.

83. Семенова В. Г. На кого должны быть направлены меры по снижению дорожно-транспортного травматизма в России / В. Г. Семенова, В. И.Боровков, С. Е. Меркулов // Соц. и демогр. политика. – 2006. – № 5. – С. 18–24.
84. Система организации и оказания неотложной специализированной медицинской помощи детям, пострадавшим в дорожно-транспортных происшествиях / В. М. Розинов [и др.] // Медицина катастроф. – 2010. – № 2. – С. 58–61.
85. Совершенствование медицинской помощи детям, пострадавшим в дорожно-транспортных происшествиях / С. Г. Суворов [и др.] // Сборник материалов Всероссийского съезда Федерации анестезиологов-реаниматологов. – СПб., 2008. – С. 95–101.
86. Справочник по безопасности дорожного движения. – Осло; М.; Хельсинки, 2001. – 754 с.
87. Сравнительный анализ эпидемиологии автодорожного травматизма в субъектах северо-западного федерального округа РФ / А. Г. Кузьмин [и др.] // Медицина катастроф. – 2011. – № 4. – С. 33–36.
88. Стажадзе Л. Л. Особенности организации догоспитальной медицинской помощи, принятые в медицине катастроф / Л. Л. Стажадзе, Е. А. Спиридонова // Медицина катастроф. – 2008. – № 2. – С. 5–7.
89. Суворов С. Г. Детский дорожно-транспортный травматизм в городе Москве / С. Г. Суворов, В. М. Розинов, Г. А. Чоговодзе // Педиатрическая анестезиология и интенсивная терапия : материалы 5-го Рос. конгресса. – Тверь, 2009. – С. 45–49.
90. Транспорт и здоровье. Документы ВОЗ [Электронный ресурс]. – URL: http:// www.healthroad.ru/php/content.php?group=230
91. Транспорт и здоровье. Статьи [Электронный ресурс]. – URL: http://www.healthroad.ru/php/content.php?group=229
92. Управление здравоохранением : учебник / под ред. В. З. Кучеренко. – М. : ТЕИС, 2001. – 480 с.

93. Федеральные целевые программы России [Электронный ресурс] // Веб-сайт «Федеральные целевые финансы» 2007. – URL: http:// fcp.vpk.ru
94. Фиалко В. А. О путях реформирования отечественной службы скорой медицинской помощи / В. А. Фиалко, К. Б. Улыбин // Скорая мед. помощь. – 2000. – № 3. – С. 42–50.
95. Форштот М. О культуре дорожной безопасности / М. Форшот // Основы безопасности жизни. – 2005. – № 12 (114). – С. 24–27.
96. Хирургическая тактика при переломах костей таза у пострадавших с политравмой / А. В. Кочнев [и др.] // Вестник Всероссийской гильдии протезистов-ортопедов. – 2010. – № 3. – С. 23. – (XVI Российский национальный конгресс «Человек и его здоровье»).
97. Шапиро К. И. Смертность и летальность при травмах : обзор лит. / К. И. Шапиро // Ортопедия, травматология и протезирование. – 1991. – № 1. – С. 69–74.
98. Яковенко Л. М. Компьютерная система поддержки принятия организационных решений по оказанию медицинской помощи пораженным в дорожно-транспортных катастрофах / Л. М. Яковенко // Медицина катастроф. – 2001. – № 4. – С. 17–20.
99. Arreola-Risa C. Low cost improvements in prehospital trauma care in a Latin American city / C. Arreola-Risa // J. Trauma. – 2000. – № 48. – P. 119–124.
100. Au A., Manning W. H., Benjamin B. // Ibid. – 2004. – Vol. 80, № 10. – P. 1253–1256.
101. Beaglehole R. Neglected global epidemics: three growing threats / R. Beaglehole // The World Health Report 2003: shaping the future. – Geneva : World Health Organization, 2003.
102. First Aid /CPR/ AED for the Workplace. American Red Cross. – S.l., 2006. – 94 p.
103. Kruse W. // J. Med. Internet Res. – 2006. – Vol. 1. – P. 1–10.

104. Kuszler P. C. A Question of Duty: Common Law Legal Issues Resulting from Physician Response to Unsolicited Patient Email Inquiries / P. C. Kuszler // J. Med. Internet Res. – 2000. – Vol. 3. – P. 17–19.

105. Lindbladh E. Habit versus choice: the process of decision-making in health-related behaviour / E. Lindbladh, C. H. Lyttkens // Social science & medicine. – 2002. – Vol. 55, № 3. – P. 451–465.

106. Luhmann N. Risk: a sociological theory / N. Luhmann. – New York, 1993. – 236 p.

107. Maas M. Oranje Kruis Boekje / M. Maas, H. van der Pols, E. Roovers. – Leiden : Thieme-Meulenhoff, 2006. – 180 p.

108. Mears G. Emergency Medical Services Information Systems and a future EMS National Database / G. Mears, J. P. Ornato, D. E. Dawso // J. Prehospital Emergency Care. – 2002. – № 6. – P. 123–130.

109. Medical Aid to Children, Injured in Traffic Accident in Moscow Area / V. M. Rozinov [et al.] // Prehosp. Disaster Med. – 2009. – Vol. 24, Supl. 1. – P. 78.

110. Pediatric Trauma Care to Road Traffic Victims in the Moscow Region / V. M. Rozinov [et al.] // Intensive Care Medicine. – 2009. – Vol. 35, Supl. 1. – P. 233–902.

111. Renthal A. Comprehensive health centers in large U. S. cities / A. Renthal // Am. J. Publ. Health. – 2001. – Vol. 61, № 2. – P. 324–336.

112. Thompson D. C. Effectiveness of bicycle safety helmets in preventing head injuries: a case-control study / D. C. Thompson, F. P. Rivara, R. S. Thompson // JAMA. – 1976. – Vol. 276. – P. 1968–1973.

113. Van de Velde R. Framework for a clinical information system. International / R. Van de Velde // J. Med. Informatics. – 2000. – Vol. 57, № 1. – P. 57–72.

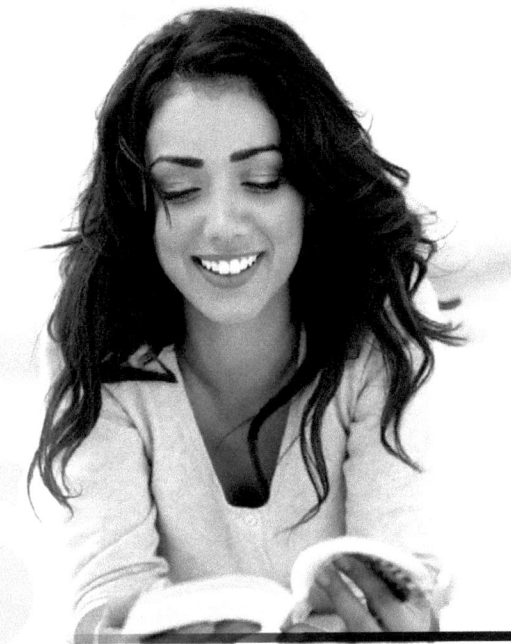

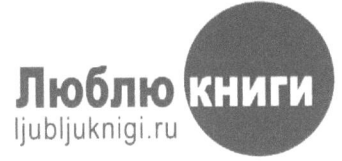

MIX
Papier aus verantwortungsvollen Quellen
Paper from responsible sources
FSC® C105338

Printed by Books on Demand GmbH, Norderstedt / Germany